U0121486

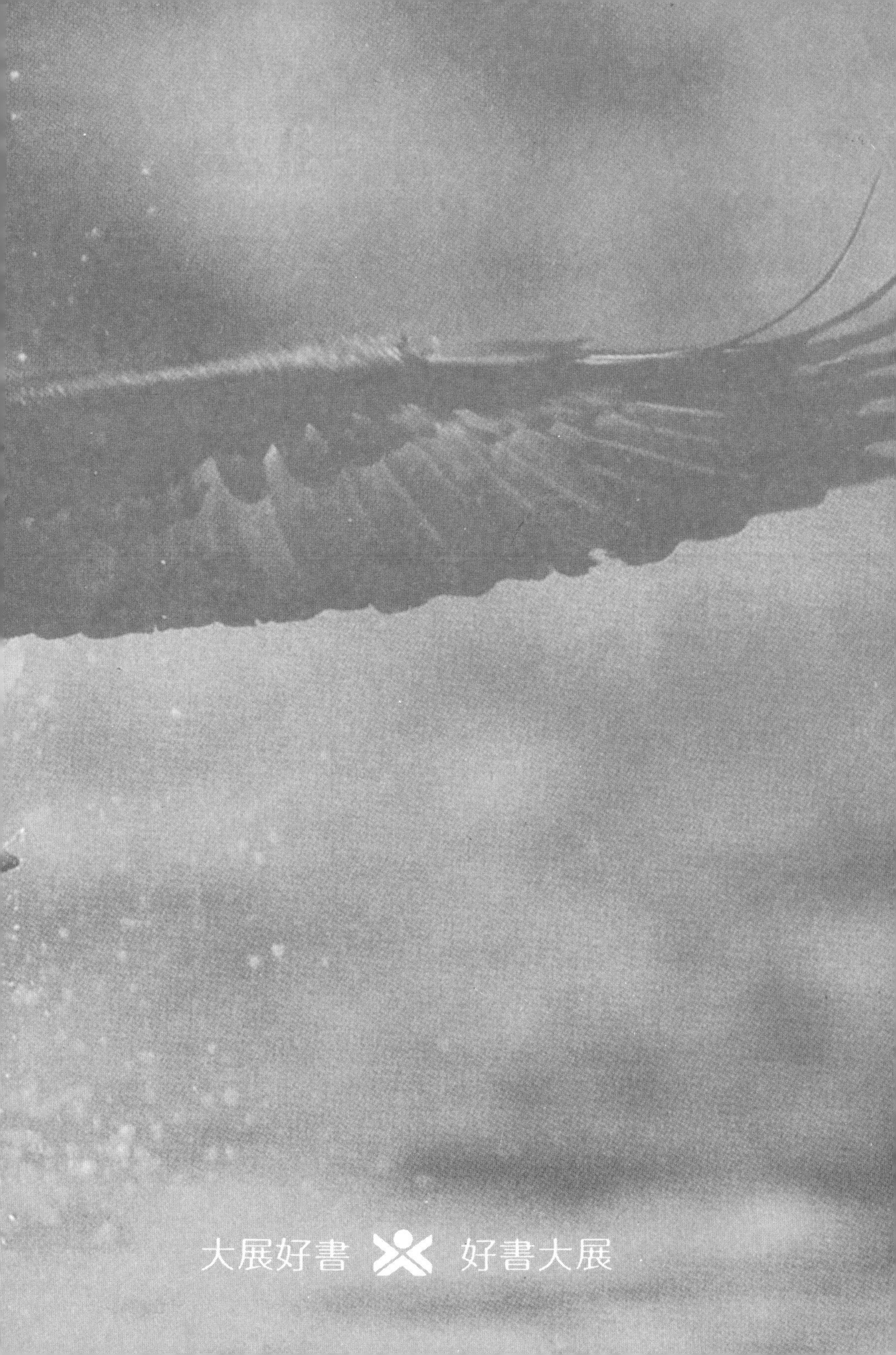
大展好書 好書大展

家庭醫學保健

18

膝蓋健康法

入間川靜子／著

張 果 馨／譯

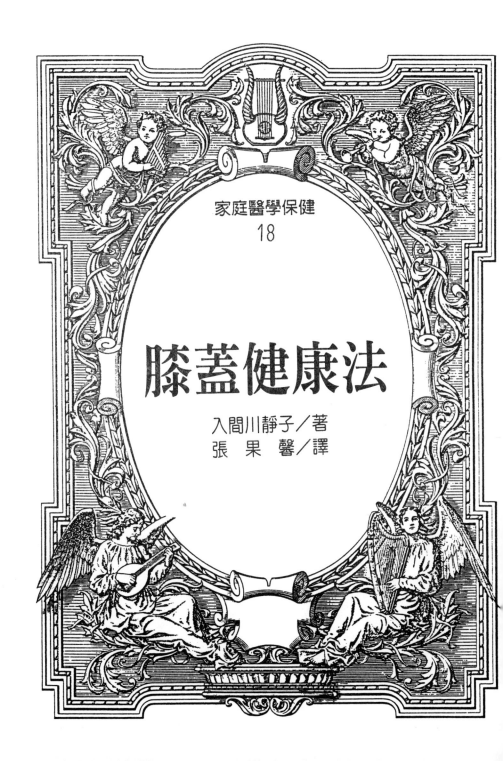

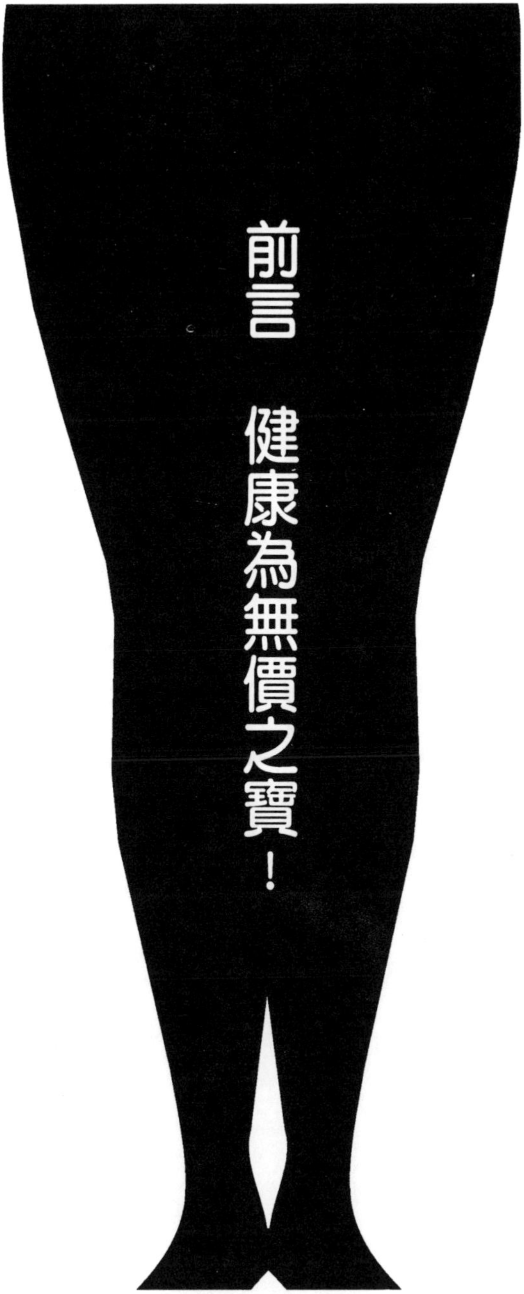

前言　健康為無價之寶！

健康的生活是我們所祈求

◆日本平均壽命爲世界第一，但是……

每個人一旦有過「生病」的經驗，就會深切地感受到健康是無價之寶。

日本被視為世界第一長壽國，而且記錄不斷刷新。與這成正比的是，惡性疾病患者與心臟疾病患者也增加了。與疾病搏鬥，過著療養生活的人也不在少數。

疾病隨著時代不斷地變化。世界大戰以後的這段期間，由於環境遭到破壞、過度勞動、食糧缺乏，以及營養失調等，大多數的人都感染了結核菌，導致喪命。

在這以後，腦血管障礙（即腦中風）患者遽增，現在則是惡性疾病（癌）患者與心臟疾病患者增加了。

由歷史上的死亡疾病別來看，一九五〇年代死因的第一位是結核。其後大約二十年以內，死亡第一位為腦血管疾病。從一九八〇年度開始，癌症成為死因的第一位，第二位是心臟血管疾病，第三位是腦血管疾病，至今這三種疾病仍是日本的「三大成人病」。

這事實真是有辱「平均壽命世界第一」的美名。現今，日本在三大成人病的管理方面，是採用高度醫療技術的診斷與治療，也採用了各種預防對策，但是數字並未見稍減，反而年年上升，這三種疾病治療費用之龐大，因此可見一斑。

為了避免支付「重病」的昂貴治療費，以及在生病時，身心與經濟方面所承受的痛苦。我想，每個人都會希望過著健康、開朗且快樂的生活。

◆一旦生病就太遲了！

除了意外事故或感染性疾病以外，我們的身體是不會突然受到疾病侵襲的，在此之前必定會有所警告。

最重要的是要如何掌握「身」、「心」的警告。我們必須要常注意自己的身體，不要忘了「健康是無價之寶」這句話。

一旦「生病」，即使再怎麼有社會地位或有名、有錢，也無法買到「健康」這「寶」物。

我在醫院中從事看護工作多年，看護過許多的病患。尤其是在北里大學看護學部工作，經常出入於大學醫院，當時看到有這麼多的疾病種類，真是深感驚訝！

大學醫院除了治療目的以外，還有研究、教育的機能。北里大學醫院中有半數的病人，是由個人醫院或綜合醫院所介紹來的重症患者。

我和這些病患接觸，看到那些陪伴著患者作生死之鬥的家屬們的悲哀和痛苦，這時我產生了「要想辦法幫助他們」的念頭。

在這種狀況下，我最後得到的結論是：「一旦生病就太遲了。」

◆自己的健康要自己管理

在此之後的時代，是自己的健康要自行管理。因此，必須要擁有不會生病的工夫智慧。

我從看護生涯的體驗中，深切地感受到「一旦生病就太遲了」。十年以來，試著找出不生病的方法，而在關於預防醫學「身心的健康法」方面有所研究。

經過長年累月，終於開發出健康法來。

◆究極的健康法——膝蓋健康法

這健康法是「膝蓋健康法」。

「膝蓋健康法」在英文中是Method of Promoting Blood Circulation。在日語中的正式說法是「血液循環促進法」。不過要稱之為「血液循環促進法」似乎太正式，因此稱之為「膝蓋健康法」。

自一九八六年至一九九四年這過去的八年以來，我以一千位有疲勞徵兆的人，利用「膝蓋健康法」作為實驗對象，結果發現對於消除疲勞具有卓效。因此，想要把「膝蓋健康法」具體的方法教導各位。

這「膝蓋健康法」是：

「按壓膝蓋後面的動脈，即『膕動脈』。能夠促進血液循環，提高新陳代謝，消除疲勞。」

實際上，這是非常簡單的健康促進法。

◆以「膝蓋健康法」消除疲勞

年輕時，只要好好地睡一天，就能夠消除身體上的疲勞；但是隨著年齡的增長，想要藉著睡眠來消除疲勞是不太容易的。

持續性的疲勞會使老廢物堆積在體內，這就是所謂「疲勞蓄積」的現象，也是引發各種疾病的導火線。

「膝蓋健康法」有助於消除體內的老廢物，即導致疲勞的原因。這也是此健康法想要達到的目的。

本書中敘述「膝蓋健康法」的誕生及其實踐方法，還有效果。同時，也參照體驗者的反應來進行簡單之解說。

「膝蓋健康法」是不需花錢，又能消除疲勞與壓力的方法，希望有助於各位讀者維持健康（預防疾病）。

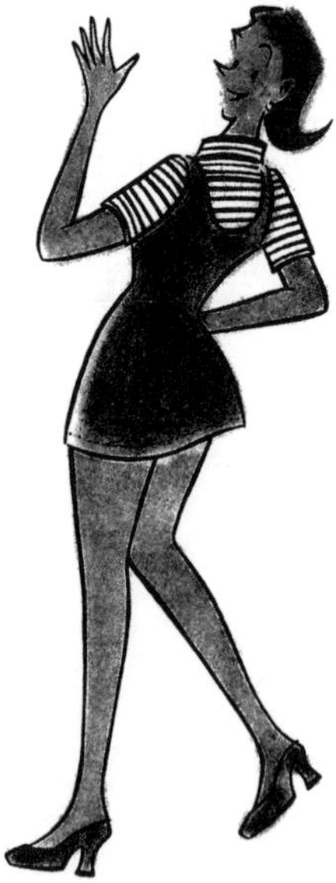

目錄

第四章　令人驚奇的膝蓋健康法效果

第五章　關於疲勞的基本知識

結語

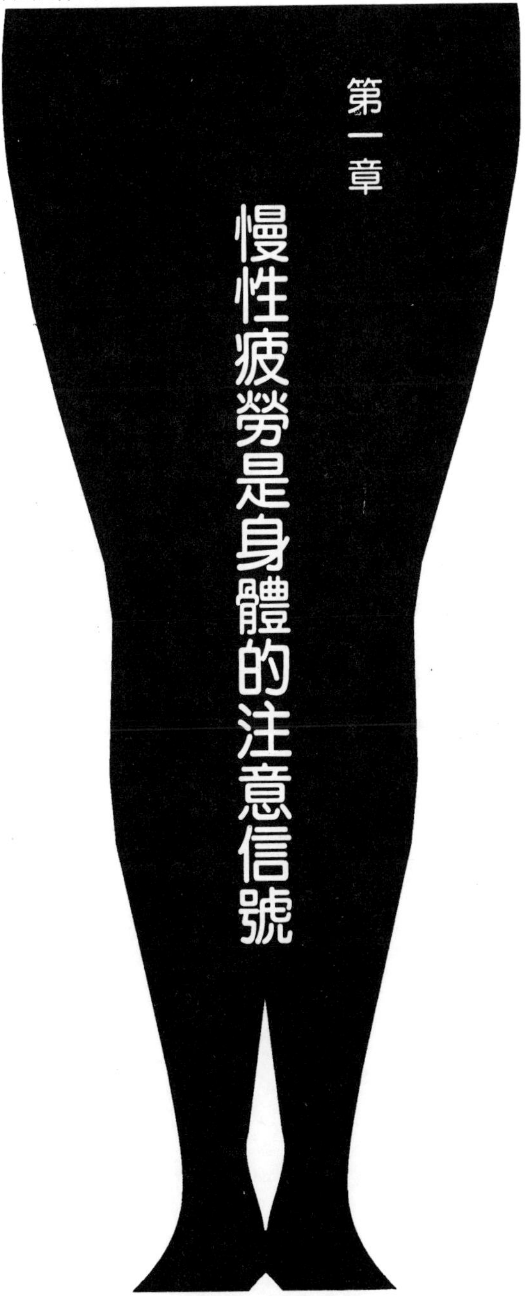

第一章
慢性疲勞是身體的注意信號

「經由親身體驗而瞭解膝蓋健康法的訣竅」

熊谷　亞希子（二十一歲）學生／神奈川縣

我在大學三年級時，第一次參加醫生的講習，當時我並沒有實踐，只是聽醫生敘述了膝蓋健康法。

我對於膝蓋健康法深感興趣，認為其簡單易懂，又容易進行。回家以後，便以父母親作為嘗試對象。

講習會中，醫生指出「先找到膕動脈，然後用力壓」，於是我照著做。父母親的反應並非如我所預期的一般。

後來，我又有機會參加醫生的講習，這一次我請醫生親自為我示範膝蓋的按壓。

結果我發現聽與實際操作有很大的不同。我有低血壓的傾向，雖然並不疲倦，卻會覺得體調不良。醫生為我按壓膝蓋後時，我在感到疼痛的同時，也覺得身體發熱，那種感覺非常好。

後來，我漸漸地摸索到尋找膕動脈的方法，同時也感受到了美妙的感覺，而掌握了技巧。

從此以後，我不只是為我的父母親按壓，也為來到我家中的朋友服務，而我本身也有改善的傾向；同時朋友更是讚不絕口。

醫生的叮嚀！

由於人類的身體是身心合一的，所以即使身體並不疲倦，但是一旦承受精神壓力時，就會產生疲勞感。受到強烈的壓力時，在這瞬間視丘下部的腦下垂體荷爾蒙分泌的平衡就受到破壞，因此平常就要訓練自己，使自己具有強韌的精神力，以便隨時應付壓力！

「接受膝蓋健康法的那一天，真的睡得非常好」

志村　敬子(三十一歲)　服務於市場調查公司／埼玉縣

我的工作除了外出調查以外，經常是坐在辦公室的處理機之前工作，有時一坐長達四～五個小時，而使我腰痠背痛不已。回到家以後，還是無法消除疼痛，乃至於必須請假。

結果，導致我每天更加忙碌。也許是因為有了精神壓力，而出現肩膀痠痛和眼睛疲勞的困擾，有時候甚至還會頭痛……。到了夜晚，明明知道自己是睡眠不足，很想睡，但是卻睡不好。

這時，聽朋友說醫生舉辦了「膝蓋健康法」講習會，於是我便去參加。

我發現這種健康法比我所想像的來得簡單，醫生還特別親自為我按壓膕動脈。說實在的，真是非常痛，我還擔心是否會瘀青。不過不可思議的是，按壓以後疼痛感很快就消失了，覺得身體發熱。

那一天，馬上產生了效果，我睡得非常好。

我和家人住在一起，母親有肩部痠痛的困擾。當我告知她「膝蓋健康法」時，她深感興趣，我為她進行此法，她說：「感覺真好！」從此以後，只要我們覺得疲勞時，就會互相為對方按壓。

醫生的叮嚀！

本來按壓膝蓋後是不會覺得疼痛的，然而在疲勞時，血液循環就會不良，尤其是靜脈血的流動會不良，而造成老廢物的堆積，這時最好避免馬上壓迫、刺激膕動脈，先充分按摩下肢，再做膝蓋健康法。按壓膕動脈，促進血液循環以後，會產生有如輕度運動的清爽感，也會產生很好的睡眠效果。

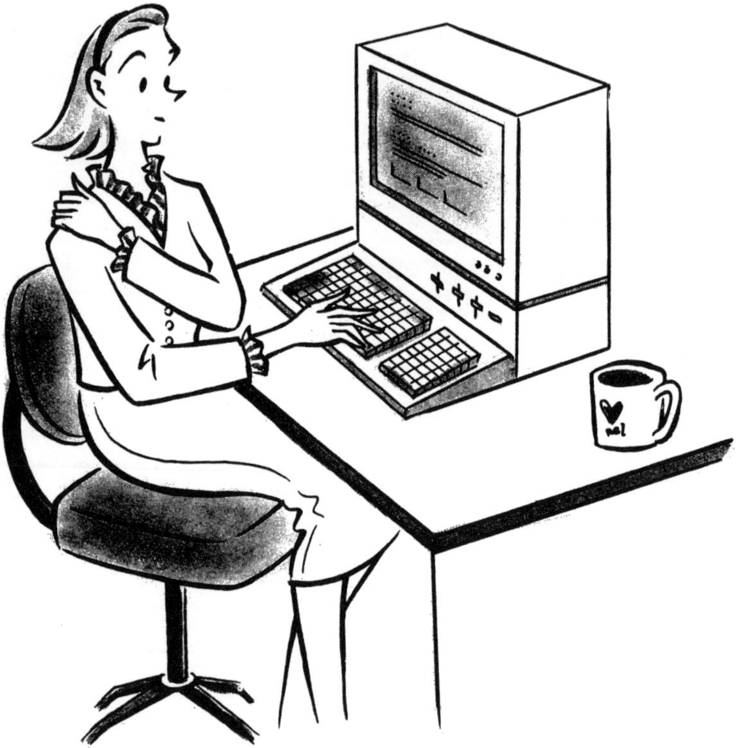

「身體發熱，有如運動以後的爽快感一般」

赤木　初英（四十四歲）　主婦／東京都

從年輕時候起，我就是屬於血液循環不良的體質。一旦不活動身體，就會覺得全身懶洋洋，常會有手腳冰冷的困擾。

小孩還小的時候經常要抱，結果造成嚴重的肩膀痠痛，雖然做過好幾次針灸治療，但是因為症狀太嚴重而無法見效。

這時，友人告知我醫師所開的講習會。

第一次參加時，我聽到充滿元氣又開朗的醫生的談話，不知怎地就覺得很愉快。實際演練時，二人為一組，交互作膝蓋後按壓，詢問：「這裡痛嗎？」「覺得如何？」在這種輕鬆的氣氛中，進行實際的操作。

按壓膝蓋後的膕動脈以後，馬上就覺得身體發熱，讓我覺得很驚訝。這種感覺有如運動以後的爽快感一般。

我為我的搭檔找到膕動脈以後，為她按壓，她說：「真是很舒服。」那種感覺真好。

從此以後，只要醫生在我家附近開講習會，我一定會到場，像這種既簡單又不花錢的健康法，我想我一定能夠長久持續下去。

醫生的叮嚀！

年輕時，只要好好地睡一晚就能夠消除疲勞。年過四十歲以後，身體的各種機能也隨著消退，再加上精神上的困擾，而無法得到充分的睡眠，更是加重疲勞的堆積。如果你學會了膝蓋健康法的實技，可以教給朋友。不但能使自己的身體變得暢快，同時也能取悅朋友，有助於維持良好的人際關係。

「實踐膝蓋健康法以後，『末梢血管總抵抗值』降了二〇〇」

今野　里香（三十一歲）　服務於電影公司／東京都

我從事電影宣傳工作，每天都會和各行各業的人接觸，必須和各式各樣的人會面接洽。即使是休假的日子，也無法在家好好休養，而必須到外面去應酬，逐漸造成了慢性疲勞。

當身體疲勞時，就變得淺眠，經常會做夢。當我正在想要如何消除這困擾的時候，正好聽說了醫生的說明會消息。

起初，我感到很不安，不過在實際按壓膕動脈以後，覺得身體發熱，真是不可思議。

疲勞感在不知不覺中消失了，而且覺得身體很清爽。真沒想到一次按壓身體，就讓身體覺得這麼清爽。

在說明會中，利用特殊的測定器測量血壓、脈搏跳動的次數。我因而得知疲勞會使「末梢血管總抵抗值」提高，但是實踐「膝蓋健康法」以後，「末梢血管總抵抗值」居然下降了二〇〇。

我獨自生活，因為要實行二人一組的膝蓋健康法是不太可能的，所以在說明會中，我還學習了一人也能夠進行的「足部刺激法」，刺激腳底的穴道。現在我每天都在家中施行。

醫生的叮嚀！

身體疲倦時，血液循環就會不良。利用脈波科羅特科夫動脈音記錄器進行測定，發現末梢總循環抵抗壓的正常範圍是在九〇〇～一三〇〇左右。一旦疲勞，末梢血管的循環抵抗就會提高，很快地會高達二〇〇〇左右。利用膝蓋健康法促進膕動脈的血液循環，這時血液循環得到改善，而末梢循環總抵抗壓就會恢復正常。經常促進血液循環，使循環良好是非常重要的。

「利用按摩無法治好的疲勞消除了，每天體調都非常好」

高橋　千晶(二十九歲)　國內線空中小姐／東京都

由於工作的緣故，經常要站著，所以結束飛行時，腳已經非常腫脹，疲勞不堪。不只是腳痠，連背部、腰部都感到不適。

飛國際線時，疲勞感更是達到了頂點。每次的飛行時間都非常長，而且有時行程會突然改變，甚至無法取得休假。於是只好在飛機降落的地點接受按摩，但是疲勞感仍會持續數日，無法消除。

自從改為飛國內線以後，上班三天就會休息二天，因為行程固定，所以肉體的疲勞會比較少些。工作後的翌日，覺得全身無力，直到休息後的第二天，才覺得疲倦開始消除。

參加醫生的講習會，已經是工作以後經過一天的休息，被按壓膝蓋後的動脈時，幾乎痛得快跳起來，這時才深深地體會到自己的身體狀況是這麼不好。從醫生那兒得知，按壓健康小孩的膕動脈，是不會感到疼痛的。經過幾次的按壓以後，這種疼痛感已經慢慢地減輕，覺得「舒服」多了。

從講習會那一天起，覺得自己的腳逐漸變輕，浮腫也消除了。晚上睡得很好，隔天開始飛行的時候，覺得體調很好。

現在我會以自己的方式搓揉腳，有時候也會請和我住在一起的雙親和妹妹為我做「膝蓋健康法」。這種按摩方式既不花錢又能請親近的人代勞，我相信長久持續下去，體調一定會很好。

醫生的叮嚀！

空中小姐必須長時間站立，工作以後血液循環不好，下肢也會產生浮腫現象。聽說按摩下肢能夠促進血液循環，但是這並非根本的解決之道。為了消除疲勞的老廢物「乳酸」，刺激膕動脈，促進血液循環。經由促進血液循環而可以把老廢物排出體外，這是效果最好的消除疲勞方法。

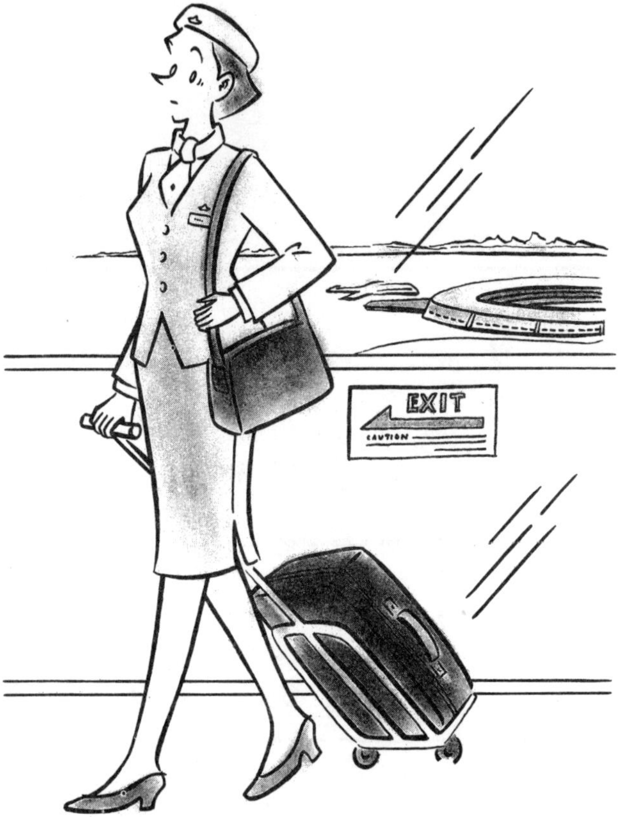
EXIT
CAUTION

「即使是站著，膝蓋健康法也能見效」

大和　利江子（二十二歲）　護士／神奈川縣

學生時代時，我和好朋友一起參加網球社，每天努力地練習，結果經常有肌肉痛的困擾。

有一次，我像平常一樣地練習，突然聽到我的前輩大叫：「腳好痛！」發現她跪了下來。那時候，發現前輩一臉痛苦的情形，說：「我無法坐……。」

那時候，我的腦海中突然浮現醫生教過的膝蓋健康法。當時，醫生要我們二人為一組趴著來練習，而前輩無法趴下來，我嘗試就她站著的姿態來找膕動脈。

最初，我無法找到膕動脈跳動的聲音，不過在膝蓋後部尋找，終於找到了其脈動。

這時，趕緊按照醫生所教的方式來為前輩按壓膝蓋後。

前輩說：「腳的僵硬好了！」前輩和周邊的朋友都驚訝不已。

從此以後，在練習打網球時，只要聽到有朋友喊說肌肉痛，我會趕過去為他們按摩。

運動中途，即使站著也能夠施行膝蓋健康法，大家不妨試試看。

醫生的叮嚀！

尋找膕動脈時，以趴著的姿態是最理想的方法。當我聽說採取站姿也能壓迫、刺激膕動脈，促進血液循環，紓解肌肉痙攣，真是令我非常驚訝。知道膝蓋健康法在運動中也能發揮作用，我真是感到非常高興。不過在運動以前，最好先充分做好準備體操。如果血液循環不良，肌肉柔軟度不夠時，會很容易產生肌肉剝離和阿基里斯腱斷裂等的情形。

「沒想到嚴重疼痛的腳竟然那麼快好起來，而且晚上還能熟睡」

堤　章子（二十四歲）　美容師／東京都

我的上班時間是從早上十一點三十分到晚上十點鐘，這段時間內都站著工作。每當工作結束以後，會發現腳已經腫脹了，疼痛不已。

休假前一天的疲勞更是達到頂點，幾乎是全身痠痛。肩部痠痛的情形更是嚴重，同時也出現頭痛、想吐的症狀。因為工作性質的關係，我對按摩的知識多少也了解一點，現在我會自行按摩，有時候還會請朋友代勞，而暫時紓解了疲勞。我只能對自己說：『這是站著工作的後果。』只好認命了。

當我參加入間川先生的講習時，正好是身體的疲勞達到最頂點的時候，醫生按壓我的膝蓋後時，我幾乎痛得眼淚都流出來，那種疼痛只是一個開始而已。

「血液開始流動了。」

醫生這麼告訴我，結果我發現舒服多了，很不可思議的是疼痛很快就紓解了。

每一天我還是站著工作，一天的工作結束以後，腳還是會很痛。不過回到家以後，我的另一半就會為我進行「膝蓋健康法」。不只是腳痛消除了，連晚上也睡得很好，身體不再殘留疲勞感。同時，也讓我和我的另一半感情更為融洽，我愛膝蓋健康法！

醫生的叮嚀！

肩膀痠痛、頭痛、想吐等症狀，有時候是因為眼睛疲勞所引起的。大約經過二小時左右，就必須讓眼睛休息，可以用雙手按摩眼睛周圍的肌肉，施予指壓，促進血液循環。肩膀痠痛時，也可以按摩肩部，但是無法期待能產生提高新陳代謝與排出老廢物的效果。這時，務必要進行膝蓋健康法，不僅可以消除腳部浮腫的疼痛，也可以消除肩部痠痛的困擾。

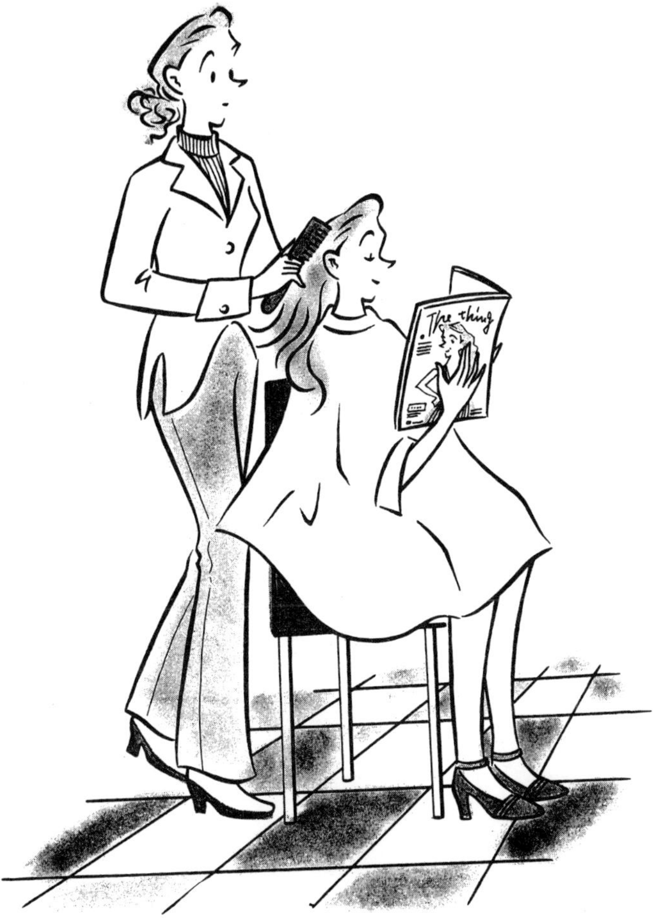
The thing

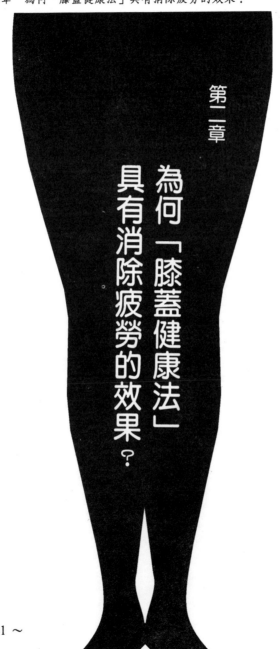

第二章

為何「膝蓋健康法」具有消除疲勞的效果？

「膝蓋健康法」的誕生

◆壓力或疲勞是「病」之本

我們的身體蓄積壓力或疲勞時，會成為疾病直接或間接的誘因。當然，人體會具有自然治癒力，一旦蓄積壓力或疲勞、生病時，自然治療力就會減半，或呈現零的狀態。

一旦發生一些偶發事件時，我們心中就會暗自希望「壓力或疲勞消除」、「每天過得爽快」……。

按壓膝蓋後動脈，即膕動脈，能夠促進血液循環，提高新陳代謝，把疲勞所產生的老廢物排出體外，能夠消除壓力、疲勞，而有

「膝蓋健康法」的「誕生」。

◆有元氣的父親突然生病……

十一年前的一九八五年十二月三十一日，我那住在北海道某個小鎮上，從未生病的八十二歲父親，因為感冒轉變成急性肺炎，最初住進醫院被診斷為肺梗塞。

對於一個從未感冒的人而言，住進醫院實在非常痛苦。脫離危險狀態時，父親的願望是「早點回家」。後來，父親被診斷是得了「老人性痴呆」。

我們一家人在商量以後，決定把父親帶回家中療養。和醫生商量以後，便把父親帶回家。

「這樣我們一家人又可以聚在一起了……。」

沒想到父親到我家來住的時候，又倒下去了，正巧倒在我的臂彎中。當時我馬上為他按摩心臟。送上救護車以後，醫生為他做心肺復甦術，直到送到集中治療室為止。

我的迅速處置保住了父親的性命，但是父親已經失去了意識，而必須藉著人工呼吸器來維持生命。

醫生告訴我：「絕對無法再恢復意識了，很可能是腦死狀態……。」我和家人都無法接受這事實。

◆腦死狀態的父親出現奇蹟！

「我想再和父親說話。」

「我想再看看父親的笑容。」

我心中不斷地湧現這些念頭，而且我也希望父親再恢復意識。

我想向現代醫學認為不可能的事情挑戰，而開始持續壓迫、刺激動脈～頸總動脈、肱動脈、股動脈、膕動脈等的血管。

十六個小時以後，奇蹟出現了。和人工呼吸器同調，父親的胸部開始出現小小的呼吸了。

我飛奔到護士站去，很高興地報告說我的父親已經能夠自己呼吸了。

不過，醫生和護士都沒有把我所說的話當真，而且冷冷地說：「通常患者的家人都會把利用人工呼吸器的呼吸，誤認為是患者自行在呼吸。我們能夠了解你的態度，不過，他的確不是在自行呼吸。」

「醫生，麻煩您過來看，絕對是父親在自行呼吸。」

「你一直在看顧父親，沒有稍微休息一下，大概是因為太累了，才會產生這樣的錯覺。」

「醫生，拜託您來確認一下。」

「那是沒有用的！」醫生冷冷地回話。

總之，醫生和護士都不相信我所看見的父親胸部的小起伏，是他自行呼吸的現象。

我的心情因而跌落谷底，拖著沉重的腳步又回到父親身邊去。

這時，我真是悲從中來，淚流滿面。

當我在擦眼淚的時候，突然瞥見父親的胸部有了較大的起伏，確實是自行呼吸的現象。

「真的是父親在自行呼吸了！」

我又再度按鈴呼叫護士，醫生也來了。

稍帶怒容，非常困擾的醫生出現在門口。

就在那時，醫生的腳步突然停止了。

驚嘆地叫道：「那是自行呼吸！」

他們真的非常驚訝，接著就是此起彼落的詢問。

「你到底做了些甚麼呢？」

「你怎麼處理的呢？」

「這是醫學上難以想像的。」

「這是我們從未有過的經驗。」等等。

主治醫生對於「自行呼吸」和「恢復意識」的奇蹟寄予希望，說：「在有意識的情況下，應該把患者轉到具有高度治療可能的大學醫院去。」

但是，我拒絕了這樣的提議。

就這時候，看到父親胸部的X光片有肺梗塞的現象，左右胸部幾乎出現全白的狀態。我身為護士，知道出現這種狀態時，患者多半面臨死亡。看到父親胸部的X光片時，我覺悟到「死亡只是時間問題而已」。

這時，我想到父親曾說過：「在沒有家人陪伴在側的情況下，很難能夠安心地死去。」而且，以機器等來延長壽命，如此苟延殘喘，也不是父親的生死觀。

◆按照父親所期望的，平靜地迎向死亡

我一心想要見到父親再度恢復意識，而極力地刺激其動脈，促進血液循環，使血液能夠運送至大腦，結果父親終於在十六個小時以後開始自行呼吸，恢復意識。後來的二天，在這短短的時間內，我們一家人都過得非常愉快。父親用刮鬍刀剃了鬍子，家人都笑開了懷，父親終於在家人的陪伴下安詳地走了。正如他所期望的方式一樣，安詳地走完了人生。

父親的死令大家都很悲傷。不斷地刺激父親身體的動脈，奇蹟似地讓父親又多活了二天，所有的家人再度體會與父親相聚的幸福。

這是科學無法證明的事情。我已經深深地體會到，還有很多事情是我們還沒有注意到的。

我本身的「膝蓋健康法」體驗

◆父親逝世所帶來的打擊，疲勞都……

我的父親在一九八五年十二月三十一日下午五點鐘長辭於世了。

翌日就是新年，正月裡的三天，沒有人辦喪禮，所以甚麼事也不能做。

面臨著家人突然死去的打擊，再加上照顧父親期間，持續著緊張狀態，所以身體非常疲倦。

我服用了各種消除疲勞的藥劑和營養劑，然而全身的肌肉仍有如鐵板一樣硬，這些藥劑完全無效。身體非常沉重，尤其是頸部和肩膀都呈現麻痺狀態，喉嚨很痛，幾乎無法下嚥。

這時，我想起父親在呈現腦死狀態時，奇蹟似地在十六個小時以後恢復意識。我想，「促進體內的血液循環，可以排除積存在體內的疲勞物質」，因此我抱著一絲希望，拜託家人為我按壓膕動脈。

◆按壓膕動脈以後，具有卓效！

家人依照我的指示，為我按壓膝蓋後動脈。起初很難確認膕動脈在哪裡，不過仍然持續尋找，真的是痛得難以忍受。膝蓋後的膕動脈和膕靜脈是重疊在一起的，與其平行的有淋巴腺和神經，按壓沒有脈動的膕動脈以外的部位，會非常痛。在不得已的情況下，我只好勉強彎曲身體，確認有脈動的膕動脈部位，再把家人的手放在該部位。如此反覆幾次，才讓他們確認了膕動脈。

反覆二、三次以後，家中的每一個人終於確認了膕動脈的脈動。用拇指感觸到噗通噗通的脈動以後，叫道：「就在這裡。」然後以很有律動的動作按壓膝蓋後，如此持續二、三秒鐘，然後再進行下肢的按摩。

這是很簡單的方法，但是卻產生很明顯的效果。這時全身的血液「流動順暢」，體內開始發熱，逐漸覺得想睡，我終於熟睡了。

當我張開眼睛時，覺得身體輕盈，心情愉快非言語能形容。

我希望家人能夠與我分享這分喜悅，而很愉快地走入起居室。

結果，看到家人一臉悲傷的樣子，我不禁楞住了，心想：「今天到底是甚麼日子？」

當時，我因為「某一種行為」而消除了身心的疲倦，幾乎忘了父親的逝世，就沉沉地睡著了。當我領悟到這件事時，真是非常震驚。這時候，我這才注意到父親的死不只是我感到悲哀與疲倦而已。我們的父親更是母親在這世界上唯一的丈夫。

「不只是我一個人感到悲哀而已。」

看到家人悲戚的神情，我不禁告訴自己：「我要為家人消除因為父親的死所造成的身心疲勞，讓他們能夠好好地休息。」

於是我為家中的每個人壓迫、刺激膝蓋後的膕動脈，促進血液循環。

◆使家人同心的膝蓋後按摩

為家人進行膕動脈的壓迫、刺激，促進身體的血液循環以後，再加上單純按摩身體的動作，逐漸治好了他們身體的疲勞，也紓解了他們疲累的精神。

我們一邊互相為對方按壓膕動脈，一邊按摩，在這同時也一起談論著父親八十二年來的生涯，以及他這幸福的一生。

因此在出殯的前一天晚上，我們才能夠以開闊而愉快的心情，坦然地面對「父親的死」。

◆開始十年的研究生活

由於腦死狀態的父親奇蹟似的復活，而我本身和所有的家庭成員疲勞不再……。

我得到如此珍貴的體驗，而不禁想要研究這種健康法。想不透何以只是簡單的按壓膝蓋後膕動脈，為甚麼不只能夠消除疲勞，而且還會覺得身心非常清爽，我忍不住想要好好地研究。

如果不是因為親身體驗了這種健康法具有消除疲勞的效果，我絕不可能持續研究到今天。

「就在至親逝世，精神狀態最差，身心疲勞的狀態下，僅僅十分鐘按壓膝蓋後膕動脈，得到了舒爽感，也消除了疲勞。」這使我能夠擁有研究此法的信念，展開了十年的研究生涯。

這就是「膝蓋健康法」！

◆「膝蓋健康法」是不需資格，任何人都能進行的健康法

這十年以來，常有人問我：「你所進行的膝蓋健康法和東方醫學的醫生所進行的『指壓和按摩』有何不同？」

我認為「按壓膝蓋後膕動脈」的動作，和「指壓」、「按摩」相似，效果也類似，但是在醫療法上是完全不同的。

東方醫學所進行的「針灸」或「指壓、按摩」是一種「治療行為」。如果沒有持有醫師、針灸師的資格，便向對方索取治療費，

就違反了醫師法，是要受罰的。

不過，我所開發的血液循環促進法「膝蓋健康法」，其目的是要恢復疲勞，保持健康狀態，所以是一種「健康促進法」。進行「膝蓋健康法」並不需要任何資格，任何人在任何時候可以簡單地進行，這是膝蓋健康法的最大特徵。

◆何謂「膝蓋健康法」？

就如前言中介紹的，「膝蓋健康法」是利用壓迫、刺激人體血管的一部分，而提高新陳代謝，使體內的老廢物排出體外的一種健康促進法。是利用血管中，比較接近身體表面的膕動脈(膝蓋後的血管)來進行的。

在此，稍微敘述體內的血管(動脈、靜脈)。

◆心臟是維持生命不可或缺的重要臟器。

人類的循環系統是由：①心臟②血管③血液這三大要素而成立的，對於體內各組織的氧氣、養分、荷爾蒙等的運送供給，以及老廢物運送、排除，具有非常重要的作用。

心臟分成左右心房和左右心室這四個部分(參照圖一)。其中含有循環體內時所產生的老廢物，首先會進入右心房、右心室。右心室的血液會進入肺，在那兒含有氧氣的清潔的血液會進入左心房，經過左心室再運送到全身。

肺中取得氧氣的血液稱為動脈血，而循環至身體各組織的血液喪失了氧，稱為靜脈血(參照圖一)。

動脈血與靜脈血是以血液中是否有氧作為區分。含有大量氧的稱為動脈血；無含氧量，而含有大量二氧化碳和其他老廢物的稱為靜脈血。

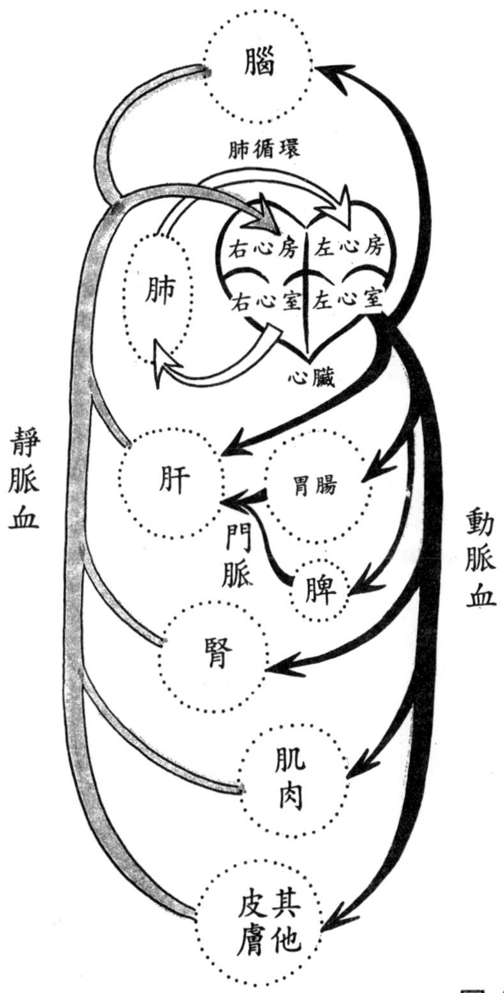

圖1

◆心臟所擁有的另一大特徵

心臟是維持生命不可或缺的重要臟器，除此以外還有一大特徵。

「心臟具有心臟拍動的自動性。」

為甚麼這麼說呢？切斷心臟的神經，將其拿出體外，這臟器還能夠以穩定的律動反覆進行收縮與放鬆一段期間。

附帶一提，心臟一分鐘能夠跳動七十次。活了七十年的人，心臟會有二十六億次的壓縮。

心臟壓縮一次的血液量約六十ml，所以七十年內大約送出了一億五千萬*l*的血液。重量約三〇〇g的心臟持續進行這樣的活動，實在令人感到驚訝。

◆膕動脈與心臟的關係

「膝蓋健康法」所採用的膕動脈，是和令人驚嘆的心臟的左心室所流出的大動脈相連結的部分血管。

即由左心室延伸出來的大動脈，經由具有腹部臟器搬運營養功能的「腹主動脈」往下，直到下半身的「大腿動脈(股動脈)」，流到膝蓋後的膕動脈(參照圖二)。

站著或坐著的時候，要用自己的手去感觸動脈的脈動是很困難的。不過，在趴著休息時，用手指稍微用力按壓膝蓋後，就能夠感受到膕動脈的跳動。

可以感受到「噗通噗通」的跳動處，就是膕動脈。

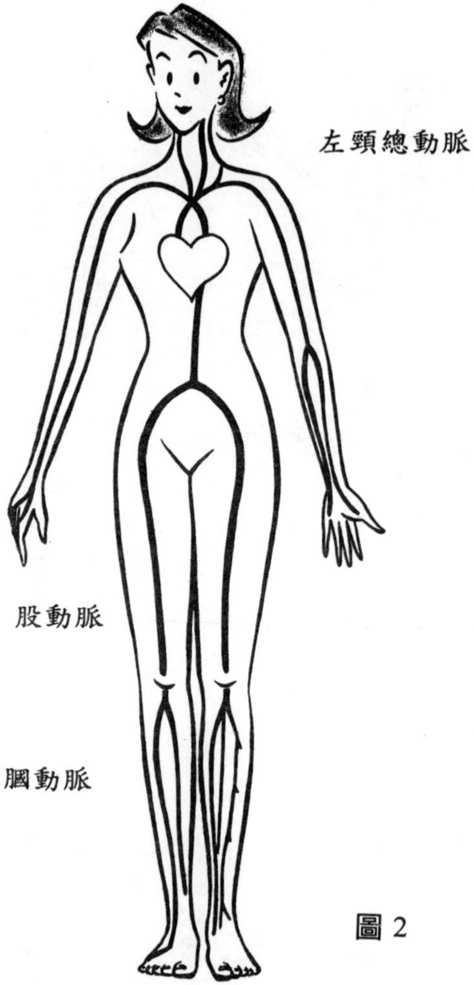

圖 2

◆確認動脈的脈動

有時候，會很難感覺到膕動脈的脈動部位，不過有些部位的脈動是很容易從血管去感覺的。上半身的雙臂部分就有「橈動脈」，其脈動會比膕動脈更好找。

在此，教導各位如何去感觸「橈動脈」的脈動。

人體的上半身有上腕動脈，在中途分為二支，其中一支是「橈動脈」，分布在手指的拇指內側。

要確認「橈動脈」的脈動，首先要用右手的三根手指（食指、中指、無名指）輕輕接觸左手的脖子，並用拇指撐於左手後方。

這時，用右手的三根手指稍微對橈動脈加壓，就可以感受到有規律的脈動。這就是動脈的脈動。

◆接著請確認膝蓋後膕動脈的脈動

參考自己手腕動脈的脈動之後，接著請你確認自己膝蓋後的膕動脈的脈動。上半身橈動脈和下半身膕動脈的脈動稍有不同，前者的血管比後者稍細，用手指觸摸的時候，脈動的大小可能會有所不同。

促進健康的「膝蓋健康法」，是利用下半身的膕動脈來進行壓迫、刺激這動脈來促進血液循環，加速體內老廢物的排除。

「膝蓋健康法」和東方醫學

◆何謂東方醫學？

東方醫學已有二千餘年的歷史，是以自然哲學思想為基礎，宇宙和人體完全調和，視人類和宇宙一體，累積經驗而得的獨特治療法所形成的醫學。

今日已確立的東方醫學的學問體系，實際上已經經過了悠久的歷史。

日本醫學界中，東方醫學學問體系的確立，是在一九七七年十一月二十一日，第七十三屆的日本學術總會中，「對於東方醫學研究教育體制的確立」的議案做了決議。

『給學習東方醫學者』一書中，提到「東方醫學在明治中期開始正式導入西方醫學，與其共同發展。根據世界各國對於難治性疾病的基礎研究，發現確實具有卓效。這使日本的醫學界也開始注意東方醫學，漢方藥也逐漸被用於保健，要求針灸治療的患者也日漸增加。不過，針灸師對於目前基本的醫學知識不夠，另一方面則是醫學教育課程的條件不足。必須和各國一樣，推廣醫生的東方醫學教育以及針灸師的基礎醫學教育。」

這本書敘述當時的決議案內容，距今已有十餘年了。現在，日本的情況是「醫學教育課程中，並沒有『東方醫學』這科目存在」。

但是WHO（世界衛生組織）的報告，在日本所作的東方醫學的治療，確實是在逐漸增加中。現在，在日本併用針灸的醫學超過五千人。進行針灸治療的疾病有五十種以上，並由國際學會制訂了國際基準的針灸經路與經穴名。

就如以上所述的，東方醫學是由醫師與針灸師為治療目的的「治療行為」，因此「針灸」或「指壓、按摩」的治療行為者，都必須具有醫師或針灸師的資格。

沒有這些資格的人進行治療行為時，就違反了醫師法，而必須受罰。

◆「膝蓋健康法」和東方醫學有何不同呢？

正如前文所述的，東方醫學所採用的「針灸」「指壓、按摩」等，對於許多的疾病進行治療，進行的是一種「治療行為」。

但是，「膝後健康法」是「非治療行為」，是以健康人的身心健康生活為目的所進行的，所以並不需要任何的資格。

因為某些原因而感到疲勞，身體機能衰退時，試著促進血液循環，提高自動、他動的新陳代謝，以及加速老廢物的排除，這種自我管理方法是與東方醫學最大的不同點。

◆「膝蓋健康法」和東方醫學的關連性〈其①〉

世界上眾多學習所致力於研究的東方醫學的針灸治療法和以消除疲勞為目的而開發的「膝蓋健康法」，「其目的」完全不同，不過卻具有以下的關連性。

第一，針灸療法中的「經絡＝血液流動的路」「經穴＝穴道」這二者，都是位於人類血液流動的動脈血的血管上，呈點狀存在。

換言之，「膝蓋健康法」所採用的膝蓋後的「膕動脈」，是東方醫學所採用經絡、經穴之相同部位，即刺激這經穴也能使身體和精神產生相同的效果。

不過和東方醫學的針灸治療效果在科學上還沒有獲得證明一樣，「膝蓋健康法」在身體與精神方面產生效果，在科學和理論上的證明，還有待今後的研究。

這比喻似乎不太貼切，就像牛頓發現「萬有引力的定律」之前，就已經有重力的存在，「蘋果是往下掉的」。

◆「膝蓋健康法」和東方醫學的關連性〈其②〉

我們常說，「疾病因氣而起」，而東方醫學認為疾病不只是因為精神而引起。疾病的「氣」具有非常深奧的意義。

東方醫學認為「氣血」的變調就是「病」。

「氣血」的「氣」就有如空氣這氣體一般。在宇宙論中，是很輕，肉眼無法看到的「氣」形成天，重而濁的則形成地。天的氣聚集而成為陽氣，地的氣聚集而成陰氣。

氣血的「血」，是血的變調（血滯或淤血）。

血液循環障礙是因為血液凝濁而引起了各種疾病，為了使血的變調恢復，東洋醫學便採用「針灸」與「指壓、按摩」。

「膝蓋健康法」的目的是為了促進血液循環，排出體內的老廢物，消除疲勞。現在所說的「血液清淨」和東方醫學具有密切的關連性。

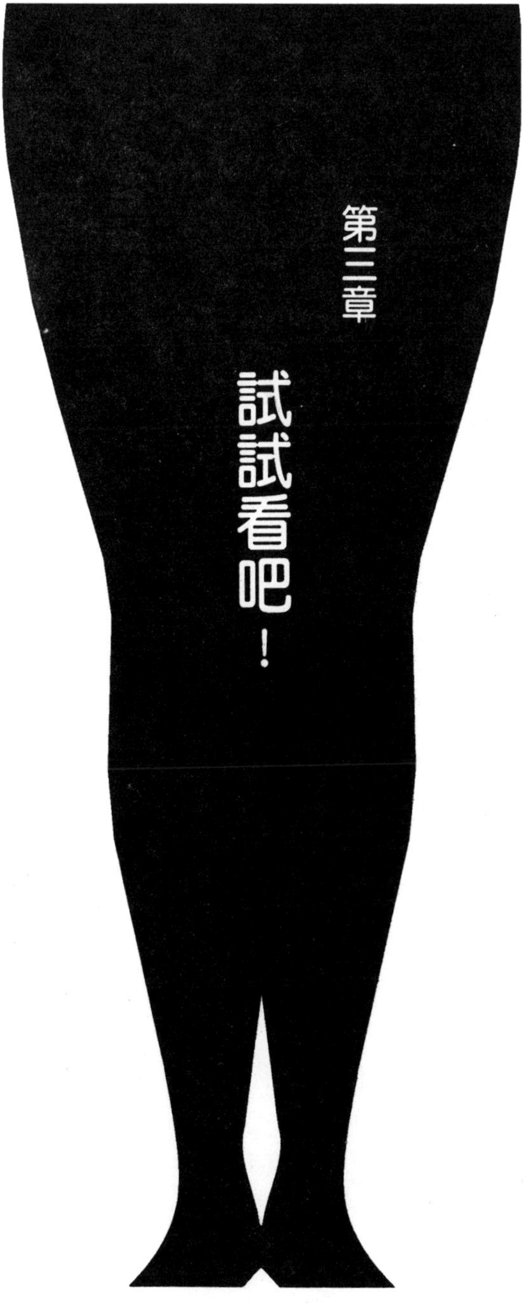
第三章
試試看吧！

「膝蓋健康法」的實技

◆開始時

現在，要實行「膝蓋健康法」。

在原則上，「膝蓋健康法」要以二人為一組來進行，一次所需時間大約十至十五分鐘左右。

獨自一人而無法壓迫、刺激膕動脈，不能進行「膝蓋健康法」時，可以刺激腳部來促進血液循環，不妨嘗試此「足部刺激法」。也許此法無法期待以二人為一組所進行的「膝蓋健康法」效果，然而獨自進行的「足部刺激法」也能夠充分促進血液循環，消除一天的疲勞，是能夠安心採用的方法。

◆「膝蓋健康法」的具體方法

「膝蓋健康法」是壓迫、刺激膝蓋後膕動脈，促進血液循環，最好是由他人來按壓膕動脈。

再說一次，膕動脈是指膝蓋後的動脈血管。這膕動脈是由心臟的左心室流出富含氧氣血管大動脈的一支動脈。體內的動脈，有膕升動脈、膕降動脈、膕動脈三種。

「膝蓋健康法」所使用的動脈，是三者中最粗的動脈血管，即膕動脈。

對於膕動脈進行壓迫、刺激。

◆「膝蓋健康法」的注意事項

實際進行「膝蓋健康法」以前，要先注意以下的事項。

☆首先要剪指甲

實施「膝蓋健康法」時，如果不光著腳，就無法感受到膕動脈部的脈動。要用左右手的拇指來觸摸對方的膝蓋後，而直接按壓。如果指甲太長，可能會傷到對方的皮膚或留下爪痕，而令接受「膝蓋健康法」的人痛苦不堪，所以要先剪短指甲再進行。

☆按壓膝蓋後時，不只是拇指用力，必須藉助全身的體重輕壓。

雙手拇指碰觸膕動脈，如果用力壓時，會產生有如背部被掐到的疼痛感，所以，當你用拇指觸摸到膕動脈時，豎起手來，抬起上半身，這時拇指才用力，同時把上半身的力量加諸於其上。

☆壓膝蓋後的膕動脈時，平壓拇指指腹

豎起拇指或把拇指斜放，都會削減「膝蓋健康法」的效果，所以必須要呈水平狀態平放拇指。

好了，我們開始進行「膝蓋健康法」。

以二人為一組而施行的方法

1 以輕鬆的姿勢俯臥

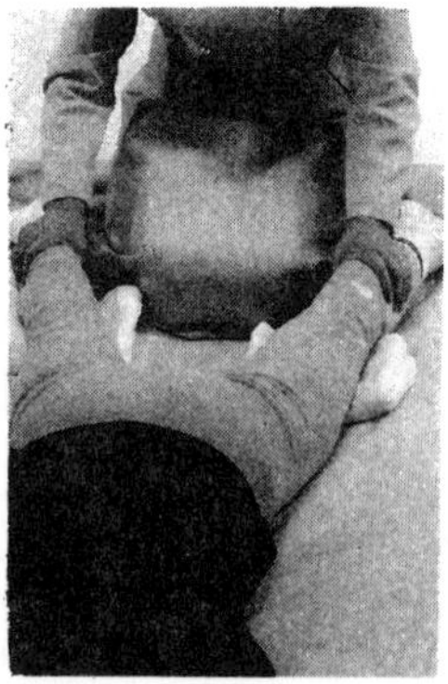

接受「膝蓋健康法」的人雙手輕鬆地置於頭上，採取俯臥姿態，雙腳張開六十公分。

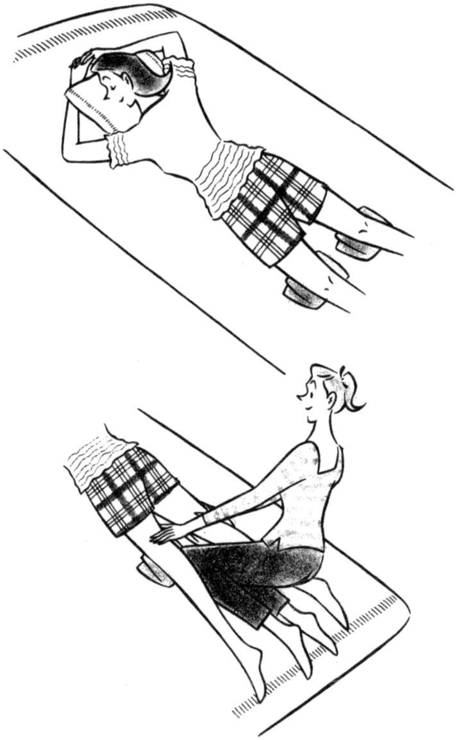

實施「膝蓋健康法」的人蹲坐於雙腳之間。

POINT

●不要趴在床墊或棉被上，最好是趴在硬物上。在榻榻米或地板上舖上一條毛巾或毛毯。
●使用的枕頭不可以太高，最好是能夠使身體呈水平的狀態。
●膝下用折成四折的毛巾墊著。進行「膝蓋健康法」大都選用較硬的地方來進行，所以按壓膝蓋後時，膝蓋骨會因此而感到疼痛。這時毛巾就具有保護膝蓋的效果。

2 按摩小腿腹

雙腳的小腿肚進行一～二分鐘的輕微按摩，由腳跟往小腿肚的方向按摩。

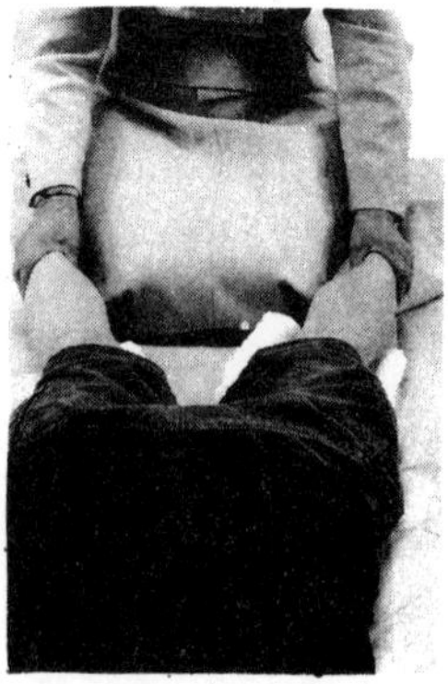

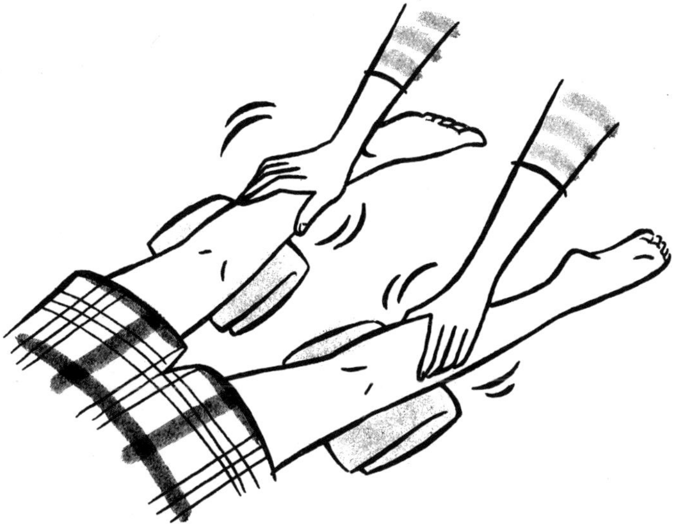

POINT

●從雙腳的腳跟開始，朝小腿肚的方向按摩，採用「撫摸」與「揉搓」二種方式來進行。

3 舉起小腿呈九十度

然後舉起左腳呈九十度。慣用右邊的人，經常右腳會比較容易疲累，會感到疼痛，所以，先從左腳開始較適當。

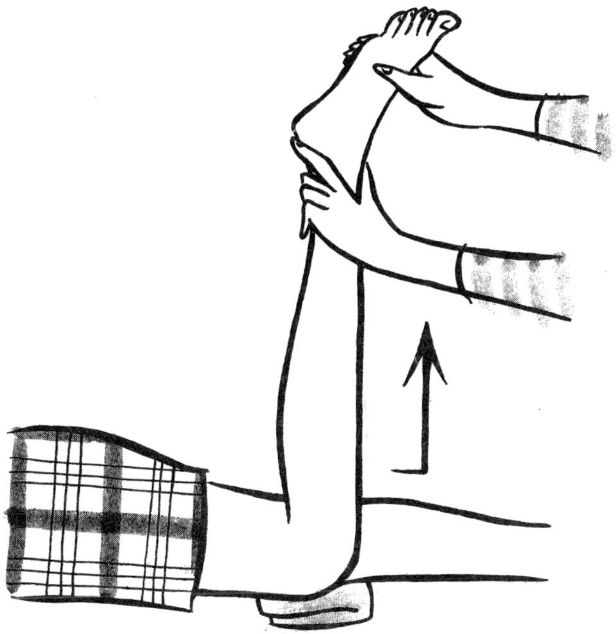

POINT

●實施「膝蓋健康法」的人，用雙手扶住對方的腳。
●這時，接受「膝蓋健康法」的人，要注意膝蓋不能騰空。

4 旋轉腳脖子的關節

抓住腳跟，把腳脖子關節右轉三次，左轉三次。

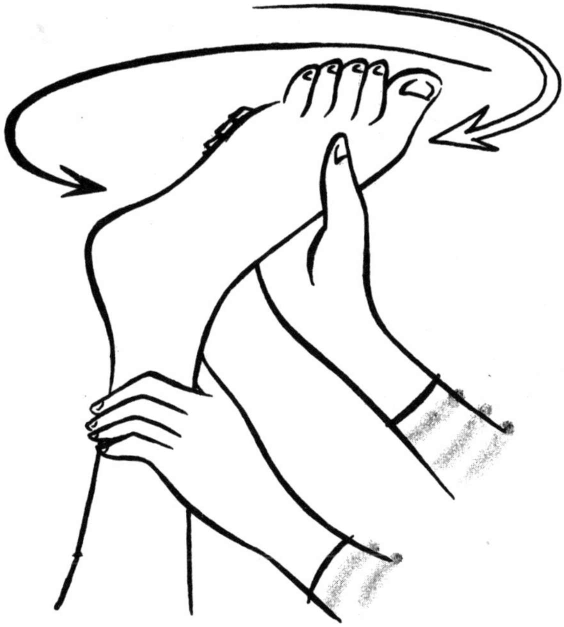

POINT

●實施「膝蓋健康法」的人，用左手抓住對方的腳脖子，用右手抓住腳掌，作旋轉運動。

5 腳底按摩

腳底按摩是腳掌心往腳跟的順序進行一～二分鐘的按摩（腳部有許多的穴道，湧泉穴這部位可以促進血液循環。湧泉穴位於腳掌心，即腳拇趾與食趾連接處下方）。

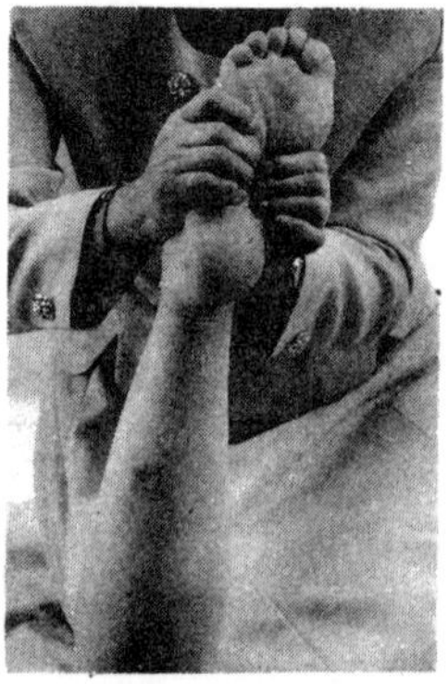

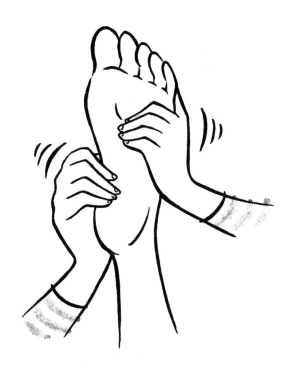

POINT

●按摩腳底或作指壓時，不可以突然用力壓，而要慢慢地用力按壓。

6 腳趾按摩

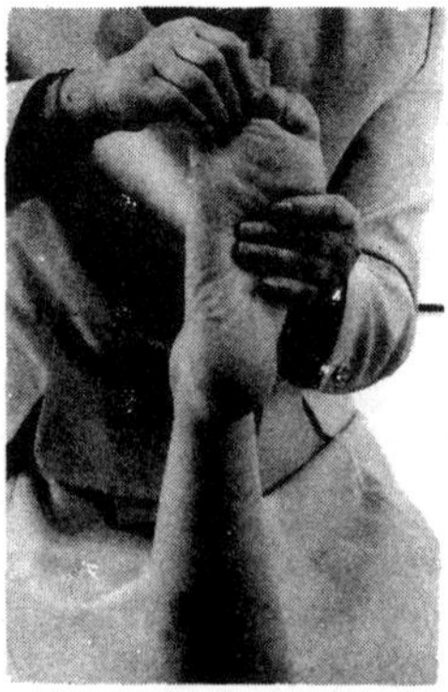

接著就是腳趾的按摩，先從拇趾開始依序按摩伸展。體內的血液要循環到腳趾間，似乎不太容易。所以必須要針對腳趾作充分的按摩與伸展運動，這一點非常重要。

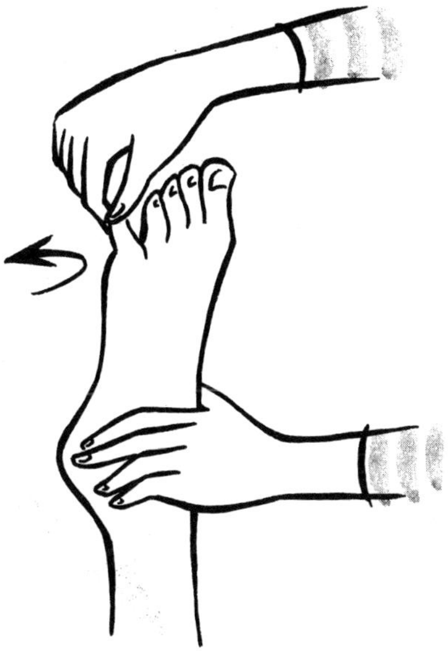

POINT

●做腳趾按摩時，要仔細地按摩每根腳趾，使血液能夠充分循環。

7 把腳放下尋找膕動脈

完成腳趾按摩以後，恢復原狀。然後用雙手拇指接觸膝蓋後側，確認脈動處，尋找膕動脈的位置。

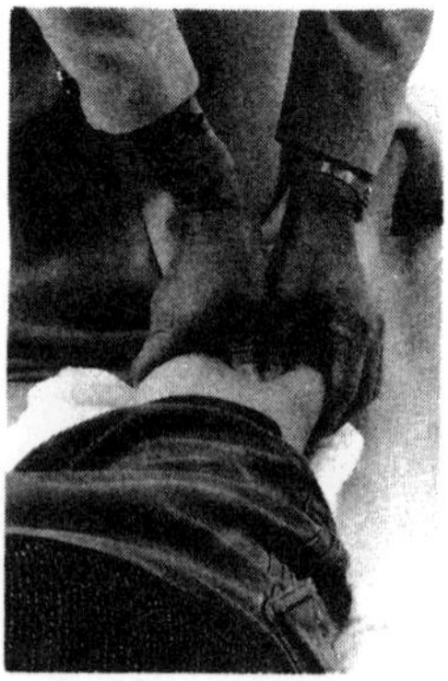

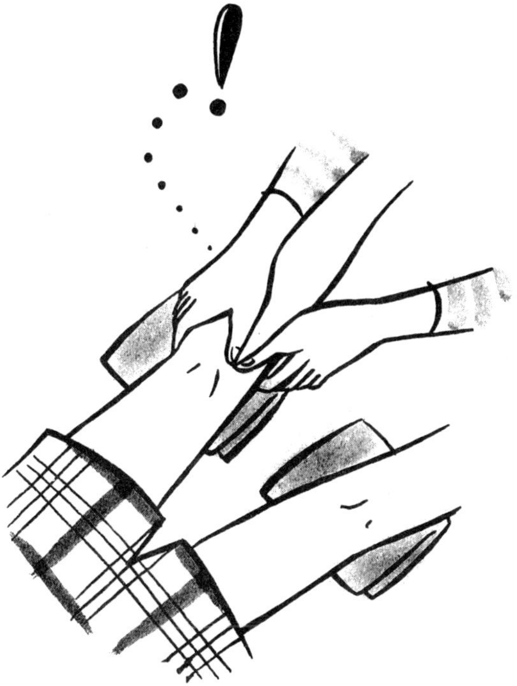

POINT

●膕動脈脈動較弱的人實在難以確認膕動脈的位置。這時，拇指稍微用力尋找動脈。

●膕動脈的位置因人而異，有的人稍微靠內側，有的人稍微靠外側。尋找膕動脈時，不要慌張，定下心來尋找「噗通噗通」的脈動處。

8 按壓膕動脈

確認膕動脈的脈動處以後，用兩手的拇指與體重的力道，壓迫大約三秒鐘。

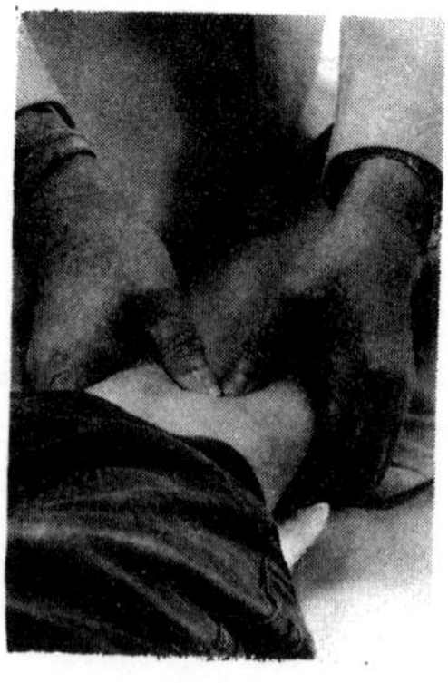

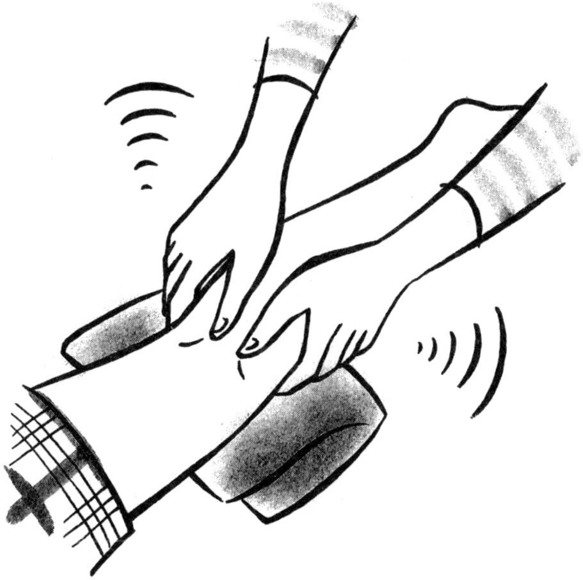

POINT

●實施「膝蓋健康法」的人，要使用拇指、手腕與全身的力量按壓膕動脈。

●如果只用拇指來按壓，對方的膝蓋後部分會產生「被掐」的疼痛感，所以必須用自己的體重來按壓對方的膕動脈。

9 拇指離膝後，作輕柔的按摩

積極按壓以後，手離開對方的膕動脈，開始進行小腿的輕柔按摩。

反覆進行⑧、⑨的動作大約五分鐘。

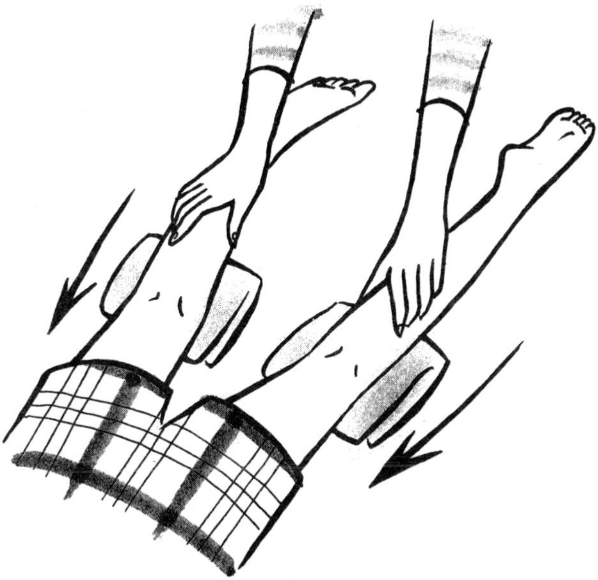

POINT

●這時可以和②一樣，先從腳跟開始，一直往膝蓋方向進行按摩。

●可以採用「撫摸」和「搓揉」等各種方法來按摩，也可以按照對方所喜好的方式來做。

10 進行整理體操

舉起左腳的腳脖子，緩慢地往腰的方向進行一百八十度的彎曲，稱之為整理體操。左腳的「膝蓋健康法」即告完成。

接著，右腳也以一～十的順序來完成。

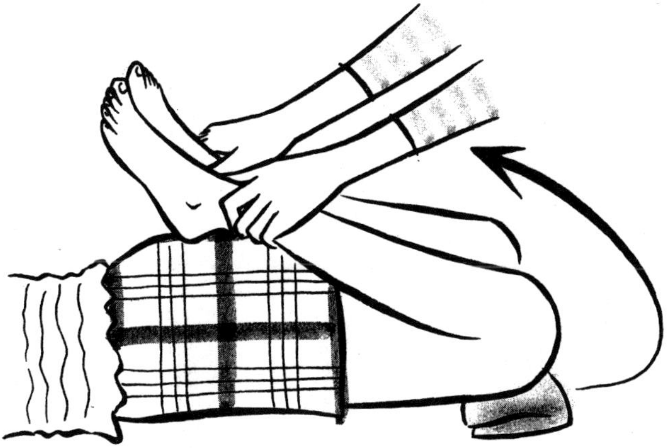

POINT

●剛開始時，把腳跟往腰的方向彎曲。

●第二次時，腳往腰的二旁彎曲。

再複習一次

1. 以舒適的姿態俯臥
   腳張開六十公分
2. 按摩小腿
   按摩約一～二分鐘
3. 腳舉起，呈九十度
   慣用右腳的人，從左腳開始
4. 伸展腳脖子的關節
   右轉三次，左轉三次
5. 按摩腳底
   由腳掌心至腳跟依序按摩一～二分鐘

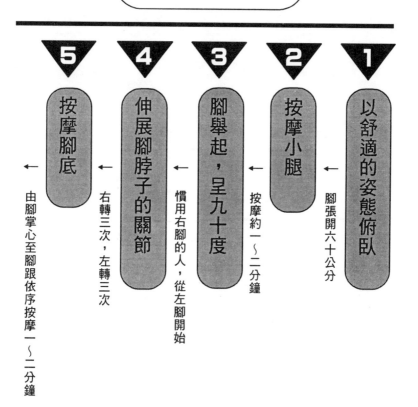

6 按摩腳趾

← 由腳拇趾依序作到小趾

7 腳放下，尋找膕動脈

← 慢慢地找

8 按壓膕動脈

← 用雙手拇指和體重，一次大約三秒鐘

9 放開拇指，作輕柔按摩

← 以小腿肚為中心，輕柔按摩

10 進行整理體操

← 彎曲腳跟

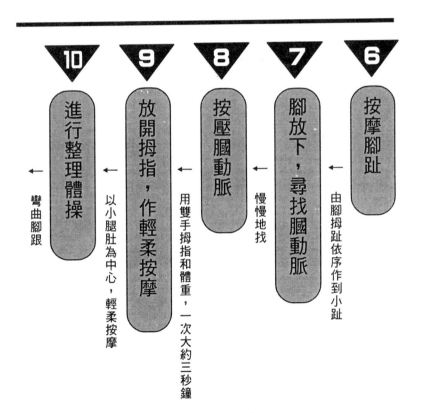

◆順利進行「膝蓋健康法」

你覺得如何呢？

你找到了膕動脈嗎？

實行左右腳的「膝蓋健康法」，大約需要十～十五分鐘左右。本來進行「膝蓋健康法」是不會產生疼痛感的，但是當腳疲勞或浮腫，身體疲勞時，按壓膕動脈時，就會感到疼痛。這時不要馬上按壓膕動脈，而要作充分的準備以後，再進行「膝蓋健康法」。

剛開始進行時，二人都非常緊張，所以即使有些微的疼痛，二人都會覺得非常痛苦。

但是進行二、三次以後，就會知道膕動脈的位置，也較能掌握按壓的方式與按摩的方法，就能夠很順利地進行「膝蓋健康法」。

獨自施行的方法

◆一個人時，實施「足部刺激法」

基本上，實施「膝蓋健康法」是以二人為一組，一個人的時候無法進行。促進血液循環的方法，在即使只有一個人的時候，也有好幾種方法可以做。

在此，要介紹的是用自己的手為自己的腳施予「足部刺激法」，以便促進血液循環。

獨自一人生活，在家中看電視的時候，也能夠輕鬆地進行，和二人進行的「膝蓋健康法」一樣，能夠達到促進血液循環的目的。

獨自施行的方法

❶ 坐在座墊上。

❷ 腳置於前方。

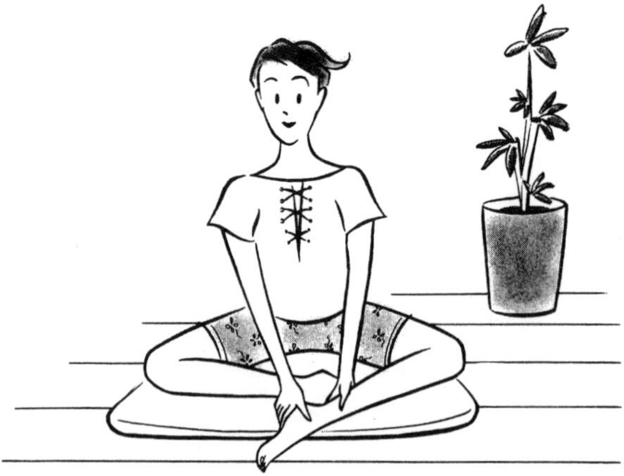

3 抓起左腳。

4 左腳朝內側旋轉五次，再朝外側旋轉五次。

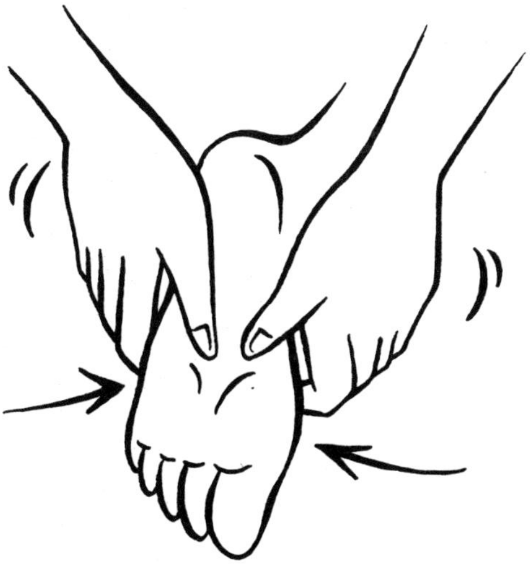

5

放下腳。

6

按摩腳趾並伸展。從拇趾開始，接著第二趾、第三趾、第四趾、第五趾依序反覆進行。

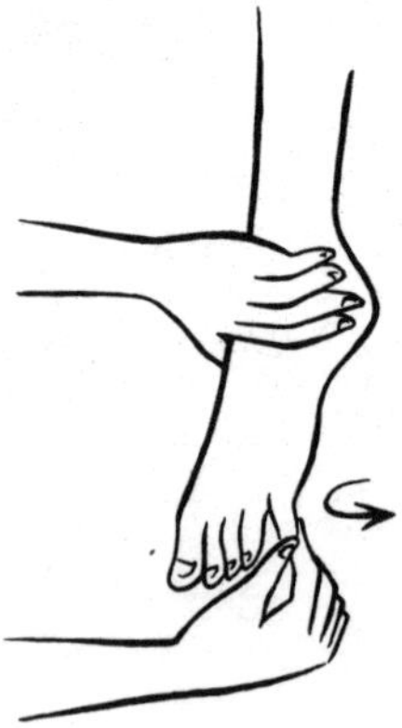

7

按壓並按摩腳底。這時依序按壓腳掌心至腳跟（請按壓三分鐘）。

8

按壓並按摩腳背。這時，用雙手的四指抵住腳底，舉起腳來。

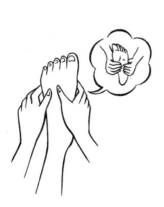

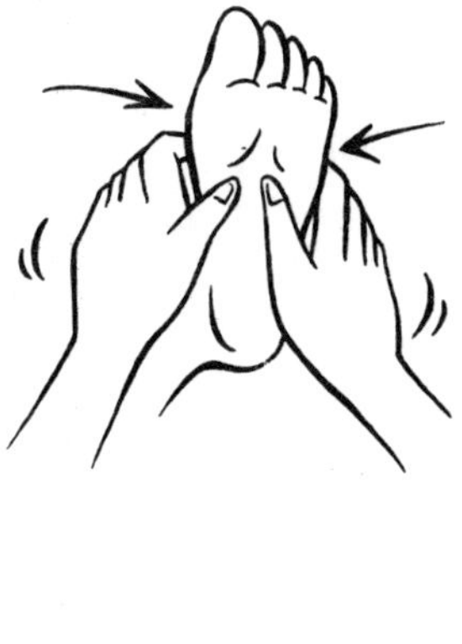

9

用拇指由上方按壓腳趾間的部分。

（由外側朝內側進行）

10

抓起腳脖子，朝外側旋轉三次，再朝內側旋轉三次。

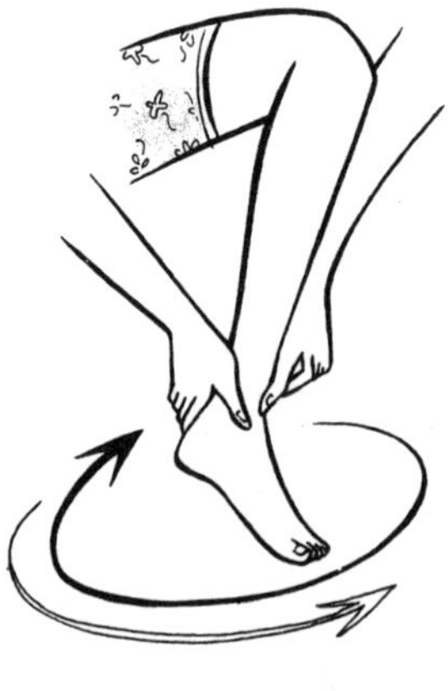

◆一次的施行時間約二十分鐘左右

獨自進行左腳的指壓和按摩，從①到⑩即告完成。右腳也和左腳一樣來進行。

雙腳指壓與按摩，促進血液循環的時間大約十五～二十分鐘左右。

如果花太長的時間進行指壓和按摩，反而會覺得疲倦。為甚麼呢？因為要讓身體的血液循環良好，就和運動身體，促進血液循環的情形一樣。

花太長的時間進行腳部的指壓、按摩，結果會導致疲倦，所以一次的施行時間頂多是二十分鐘。

施行「膝蓋健康法」的次數

◆以二人爲一組的「膝蓋健康法」並不需要每天進行

「膝蓋健康法」的施行時間大約是十五～二十分鐘左右，就有如前章所述的一樣。在此，要談的是間隔多久才要施行「膝蓋健康法」。

這「膝蓋健康法」並不需要每天做。當疲倦或有精神壓力的時候，以及腳部浮腫，全身痠痛，非常疲勞，出現這種情況時，可以持續做二天。

為什麼不建議每天施行呢？其理由如下：

首先，「膝蓋健康法」必須以二人為一組來進行，若有一方時間不恰當，就不能夠進行。「膝蓋健康法」要在二人都有舒適恰當的時間，才能夠進行。如果有一方是在勉強的情況下進行，就會造成精神上的痛苦。

為了進行舒適而爽快的「膝蓋健康法」，必須要互相尊重對方，這是非常重要的。

其次，「膝蓋健康法」還包括接觸肌膚的按摩行為。接受「膝蓋健康法」的人在身心上會感到非常舒服，能達到舒適睡眠的效果。反之，這種舒適也會上癮，可能會出現沒有實施「膝蓋健康法」，就睡不著的危險性。

為了防止「上癮」的習慣性，要每天施行「膝蓋健康法」。

◆每天進行「足部刺激法」沒問題

利用閒暇時間，對於自己的足部進行指壓的「足部刺激法」，可以每天進行。使用自己的手指按摩，不僅可以促進血液循環，刺激腦細胞，甚至可以防止老化的優良運動。每天進行「足部刺激法」，有助於促進健康。

第四章

令人驚奇的膝蓋健康法效果

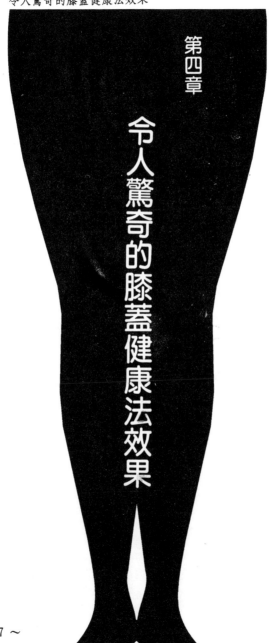

膝蓋健康法的喜悅

「膝蓋健康法」是藉著壓迫、刺激「膝蓋」後面的膕動脈血管，促進血液循環，這是非常單純的消除疲勞法。接受「膝蓋健康法」的人會感受到其效果，而實施者也一樣會感受到其效果，此為其特徵。

以下是接受「膝蓋健康法」的人，與實施者所得到之效果的敘述。

◆接受「膝蓋健康法」提高新陳代謝

「膝蓋健康法」是藉著他力刺激來壓迫動脈，按摩下肢，而改善血液或淋巴的流動，刺激神經的功能，促進新陳代謝。

一旦血液循環改善以後，交感神經會興奮，心跳數會增加，隨後又接受下肢皮膚的按摩（由腳脖子向上搓揉，刺激靜脈），這時又刺激了副交感神經，使心跳數減少。

數分鐘的反覆刺激行為，使自律神經得以平衡，安定精神。

此外，膕動脈血液循環的改善，也能夠發揮除去老廢物的作用。血液循環改善，體內各細胞能夠經由血液取得新鮮的營養素。同時，也把體內不需要的物質排出體外。

◆接受「膝蓋健康法」的人具體的效果

⑴、末梢（特別是腳趾）的微血管循環良好，促進靜脈、動脈的血液循環，改善腳部的循環。本來很冷的趾尖也變得溫暖了，減輕了因疲倦而導致下肢浮腫的症狀，而且身體會覺得輕鬆愉快！

(2)、利用「膝蓋健康法」，使被刺激的動脈血液能夠流動，同時刺激了膕動脈，使血液順暢地流向大腿、腹部靜脈，而到達了背部。因此停滯在腰部和肩部的老廢物「乳酸」得到分解，變成二氧化碳排出體外，使肩部、腰部的痠痛得以紓解。

(3)、身體各部的血液循環良好，腦部的血液循環旺盛，能夠充分供給氧而使頭部覺得清爽，也能夠沉睡。我們的疲勞幾乎都是在「睡眠」中得以恢復。如果淺眠當然就無法恢復疲勞。睡得好，又能夠深眠，即使是短時間的熟睡也很重要的。「膝蓋健康法」有助於達到舒適睡眠的效果。

(4)、由於實踐時會接觸皮膚，這種接觸會帶來安詳的快感。這時，大腦會分泌許多荷爾蒙，使肌膚富於光澤。我們的皮膚是身體各個臟器和各器官中，最前端的傳達器官，而且具有最敏銳、有效的防禦功能。

接觸皮膚的這種刺激，把皮膚的各種感覺傳達到大腦，刺激大腦荷爾蒙的分泌。這種荷爾蒙具有使體內酵素活性化的功用。

⑸、「膝蓋健康法」是最好的溝通場所。是由自己最信賴的同伴，利用在休息以前寧靜而安定的時間，很愉快地進行這種能加深彼此的愛情與信賴關係的行為，人際關係也會更和諧。

◆彼此的肌膚接觸加深了愛情

對於抱怨身體疲勞，實施「膝蓋健康法」以後的護士進行問卷調查，結果她們表示「情緒較穩定」「加深了信賴關係」。

以二人為一組進行的肌膚接觸行為，在「爭吵以後」和「冷戰期間」要這麼做，需要一些勇氣。人際關係不協調時，是很難進行「膝蓋健康法」的。換句話說，「膝蓋健康法」能夠使彼此的關係契合，對於人際關係會產生很大的改變，可以讓身體得到舒爽感，精神安定，加深彼此間的愛情。

透過「膝蓋健康法」，可以促進良好的人際關係。

進行膝蓋健康法的喜悅

◆用手、指刺激腦

施行「膝蓋健康法」的人，實際上是在使用自己的手和指。使用手、指可以刺激人類的大腦，對於活性化、記憶力、理解力、想像力等神經細胞，可以發揮很好的效果。總之，手和腦的關係密切。

用手所引起的刺激（觸覺、痛覺、壓覺、溫度感覺）會使手的感受器興奮，產生神經衝擊電流。神經衝擊電流經過各種感覺神經，到達腦部的前頭葉。

施行「膝蓋健康法」的人必須使用手，使用手、指能夠活性化佔人類大腦廣大範圍的運動樞和感覺樞。腦細胞的活動旺盛時，氧的消耗量會增加，葡萄糖被分解而產生二氧化碳和水。二氧化碳產生的時候，腦血管會膨脹，腦的血液量會增加。血液量的增加會促使酵素不斷地運送至腦部。

手、指的運動會使腦的血流量運動樞增加三十%，感覺樞增加十七%。現代醫療技術證明，使用手、指能夠使腦的血液量增加十%。

自古以來，有人說頭轉得快的人，「血液循環良好」，並非毫無科學根據。

◆爲甚麼手的運動對腦部有利呢？

有人說，手是腦的直屬器官；有些學者說：「手是外部的腦」。實踐「膝蓋健康法」時，要使用到左右手的手、指。為甚麼使用手會對於腦部細胞產生效果呢？

利用左右手進行「膝蓋健康法」，可以活化左右腦。左腦掌管我們的說話（語言中樞）和高等精神活動，以及知覺、認知、思考判斷、記憶創造、感情等，都集中在左半部。

右腦負責掌管我們的身體和空間的位置之認知。

在我們的日常生活中，一般人是用右手拿筷子、寫字、繪畫，這些人是慣用右手的人，也就是右撇子。

人類的腦和身體是左右交叉，支配關係是相反的。一邊的大腦是掌管相反側的身體肌肉和皮膚的感覺。使用右手能夠促進左腦的機能活化，使用左手則能夠促進右腦功能活化。使用右手的時間較多時，左腦的機能會發揮作用。給予左手的刺激較少，則右腦的功能也會較少。

◆均衡地使用左右手，而且要得到充分的休息

由此可知，如果左右二隻手都能夠使用，就能夠使左右腦的運動中樞細胞興奮，使腦部機能活性化。

不過，要注意的是，不可以一味地促進腦細胞活性化。如果終日都活動手腳和身體，反而會帶給腦細胞不良的影響。

單方的中樞神經興奮時，另一方的腦細胞會受到抑制。總之，不只是使運動中樞興奮，如果壓抑創造、記憶、理解、判斷的知性中樞神經，就會成為完全沒有知性活動的人。因此，必須平均使用雙手，運動後充分休息是很重要的。

實行「膝蓋健康法」之後，必須要靜靜地聽音樂、看電視，和家人在一起，讓身體得到充分的休息。

休息以後，再和家人交互做「膝蓋健康法」。

◆「膝蓋健康法」也可以防止老化

使用手進行「膝蓋健康法」，能夠防止腦部老化，避免老人痴呆。

運動手的時候，一定會促進腦的作用。「二十一世紀已經快到了」，為了避免得到老人性痴呆，現在就實踐吧！一上了年紀，身體的各機能就會降低，毫不例外地「腦」功能也較不靈光。

如果說三十歲的時候是一〇〇％，到了九十歲腦的重量就會減少約十％。一旦腦細胞萎縮，細胞中的構造產生變化，就無法發揮正常的功能。我們已經迎向二十一世紀高齡化的社會，因腦細胞萎縮所引起的痴呆或海馬症等的疾病會增加。為了不迎向如此悲慘的人生，現在就著手進行「膝蓋健康法」。

高齡者與其請別人為你做「膝蓋健康法」，還不如為別人施行較好。這健康法對於實施者的身體也會產生很大的效果。

在家中無法負起做家務事的高齡者，學會了「膝蓋健康法」，也一樣能為家人服務。

這麼一來，大家都會充滿了喜悅與感謝之心。

膝蓋健康法可以消除疲勞

◆從事重勞動的護士實踐「膝蓋健康法」，結果……

以北里大學醫院病房的護士為對象，進行「關於疲勞的實態調查」，因為在病房工作的護士工作量非常多，而且大半的時間都需要站著或前傾，由客觀的事實可以證明足、腰的疲勞較顯著。

本章中，針對有強烈疲勞感的護士進行「膝蓋健康法」，最後再由其精神層面與身體層面進行檢證。

先以接受「膝蓋健康法」的人的主觀感想，以及科學性測定的客觀性實證作一比較。

實行「膝蓋健康法」前後與疲勞度的改變

以病房護士二百四十人為對象，做平常有關於疲勞的問卷調查，結果以身體症狀中的「腳痠痛」「肩痠痛」「腰痠痛」最顯著。精神症狀方面，以「無法思考」「不想說話」「焦慮」佔大多數。此外，神經感覺的症狀以「眼睛疲勞」「眼睛酸澀」「不舒服」的情形最多。

根據這些疲勞的自覺症狀之問卷調查結果，以出現顯著疲勞症狀的外科、內科病房護士三十六人為對象，實施「膝蓋健康法」。施行以後的翌日早上，對於接受「膝蓋健康法」的護士之身心狀態，自由陳述的感想與意見如下：

施行「膝蓋健康法」之後的感想　N＝36（％）

1	腳變輕	36人	（100）
2	腳變得暖和	36人	（100）
3	肩部不再痠痛	36人	（100）
4	肩部變輕	36人	（100）
5	不再疲倦	34人	（94・4）
6	腰部不再痠痛	34人	（94・4）
7	身體變輕	32人	（88・8）
8	腰部覺得輕鬆	32人	（88・8）
9	覺得身體暖和	30人	（83・3）
10	肩部痠痛消除	30人	（83・3）
11	情緒穩定	28人	（77・7）
12	非常想睡	27人	（75・0）
13	手變得溫暖	26人	（72・2）

14	能熟睡	18人（50・0）
15	可信賴	12人（33・3）
16	眼睛變得清晰	12人（33・3）
17	頭腦清晰	11人（30・5）
18	眼睛疲勞消除	10人（27・7）
19	視物清晰	8人（22・2）

◆「膝蓋健康法」效果的實證之三種科學方法

「膝蓋健康法」具有消除疲勞的效果，根據護士們的主觀感想而得到確認。此外，是否能夠客觀地檢證呢？

我們來測定施行前、施行後，血液循環動態的變化。我們非常重視「身體變得暖和」的感想，測定身體各部體表的溫度；也根據「想睡」的感想做客觀性的檢證，測定施行前、施行中、施行後的腦波，按照腦波的波形來瞭解「膝蓋健康法」與睡眠有何關連。

◆血液循環的檢測

每一戶人家都會有體溫計。幾乎每一家庭為了瞭解血壓狀態，都準備簡便的血壓計。

在這一次的實驗中，利用「科羅特科夫動脈音記錄器（健康檢測器）」測定循環動態的詳細具體情形，針對施行「膝蓋健康法」前後，循環動態有何變化及其效果作檢證。

（摘錄自一九九一年日本護士學會會誌。一九九五年日本產業壓力學會誌。）

表1（一二七頁）是結束一天的工作以後，以抱怨腳痠痛的八位護士（A組）和腳並不痠痛的十二位護士（B組）為對象，利用「健康檢測器」測定全身的循環動態，且比較其平均值。

A組的最高血壓、心跳數、末梢循環總抵抗壓（TPR）都比B組高，每一次的壓出量與心跳壓出量比B組低。此數字顯示血液循環不良，造成腳的痠痛與浮腫。

護士的工作多半採取前傾的姿勢，並且以步行為主，導致疲勞加重，造成下肢血液無法充分回流，最後形成血液都集中在下肢的現象。

表2（一二七頁）是A組（八人）的自覺症狀調查表，施行「膝蓋健康法」後，顯示五項目的變化，亦即「腳部痠痛」「眼睛疲勞」、「腰部痠痛」「肩膀痠痛」「全身痠痛」的治療前後所產生的變化。

雖然有一部分的人仍然殘留「眼睛疲勞（三人　三七・〇％）」「肩膀痠痛（二人　二五・〇％）」的症狀，但是腳部、腰部、全身的痠痛都一掃而空。由此可知，實行「膝蓋健康法」，可以促進循環動態，提升氧的供給，促進全身新陳代謝，增加心臟壓出量。此外，末梢血管擴張，改善下肢靜脈的回流，其結果，使得足、腰與全身的痠痛得到改善。

表3（一二七頁）是執行日勤勤務終了時，尤其是抱怨腳部痠痛，疲勞不已的護士中，協助從護士宿舍到醫院通勤的護士二十六人，配合時間測定其循環動態。

首先，測定早上起來時的循環動態和日勤勤務終了時的循環動態。次日勤務終了後，施行「膝蓋健康法」，再測定實施「膝蓋健康法」後，一、二小時的循環動態變化。

起床以後的末梢循環總抵抗（ＴＰＲ）是在正常值範圍以內。執行日勤勤務終了，施行「膝蓋健康法」後，以及與起床時相比，發現實行後的最高血壓、末梢循環總抵抗壓（ＴＰＲ）提高了，一次的壓出量與心臟壓出量都是屬低值。一個小時以後已見改善，二小時以後，最高血壓、最低血壓、末梢循環總抵抗壓、一次壓出量、心臟壓出量，和起床時有很大的差距。由此顯示，「膝蓋健康法」對於疲勞的消除具有很大的效果。

◆體溫，尤其是末梢的溫度高

在裸體、安靜的狀態下，氣溫為攝氏二十七～二十九度的環境中，人類的體溫直腸溫為三十七度，皮膚溫為三十三～三十四度。這時候，人體的代謝能量呈現最低值。

「膝蓋健康法」能促進循環動態，使體溫上升。接著，是施行前後身體各部位體溫的測定，在此來看看其效果。

施行「膝蓋健康法」後，大多數的人有百分之百說「腳發熱」八三・三%的人說「身體發熱」，九四・四%的人認為「疲倦消除了」，七七・七%的人認為「精神安定」。壓迫、刺激膕動脈，施行「膝蓋健康法」前後，到底其體溫變化如何，必須進行實際的測

表 1　1 日工作結束時的循環動態比較

	A 組平均值	B 組平均值
收縮期血壓(mmHg)	118	109
擴張期血壓(mmHg)	71	58
心跳數／分	71	65
PRP	8387	7168
1 次壓出量	60	85
心臟壓出量/分(ℓ)(C.O)	4.20	5.82
末梢循環總抵抗(TPR)	1698	1107

表 2「膝蓋健康法」施行前後的自覺症狀的比較

「膝蓋健康法」施行後　N＝8	項　　目	「膝蓋健康法」施行前　N＝8
	腳部痠痛	8 (100)
3 (37.0)	眼睛疲勞	8 (100)
	腰部痠痛	8 (100)
2 (25.0)	肩膀痠痛	8 (100)
	全身痠痛	8 (100)

表 3　循環動態變化的平均值

項　目	起床時	1日工作結束時	膝蓋健康法施行後的變化				
			不久後	15分後	30分後	1小時後	2小時後
收縮期血壓(mmHg)	106	115	116	111	111	110	109
擴張期血壓(mmHg)	65	76	77	72	69	68	67
心跳數／分	62	74	72	68	66	65	63
PRP	6678	8481	8417	7588	7418	7283	6938
1 次壓出量(cc)	84	54	54	63	76	81	83
心臟壓出量／分(ℓ)	5.09	3.68	3.86	4.25	4.83	4.99	5.16
末梢循環總抵抗	1103	1846	1896	1703	1493	1270	1216

定。

測定人類體表溫度時，使用高速紅外線溫度記錄器，這種機器非常方便。我們使用這種機器來測定施行前後的體表溫度。

（摘錄自一九九三年日本護士學會會誌）

表4是施行「膝蓋健康法」前後，身體各部位（背部、腰部、大腿部、小腿部、腳部、手指）這六個部位的體表溫度。和施行健康法之前相比，發現施行後體表溫度各部位的最高值或最低值都上升，其中上升最多的部分是大腿部和腳部。

施行「膝蓋健康法」之前，大腿部的最高溫度是攝氏三四・九度，最低溫度是三三・五度，施行後的最高溫度是三五・九度，最低溫度是三四・七度。施行前後溫度差最高達到一・〇度，最低則為一・二度。

對於膕動脈進行加諸外力的刺激，會刺激自律神經，使末梢血管擴張，促進血液循環，結果會造成末梢皮膚溫上升。

因此身體各部位中，屬於末梢部位的體表溫度比腳的體表溫度較高。

◆用腦波測定檢證睡眠效果

我們來看看「膝蓋健康法」對於精神壓力與消除疲勞的效果。施行「膝蓋健康法」後，主觀的感想有「身體發熱」「覺得很舒適」「想睡」，我們為了進行客觀的證明，而以十二人為對象，進行腦波測定。可以以科學的方式

表 4　「膝蓋健康法」施行前後身體各部的溫度變化

			背部 (℃)	腰部 (℃)	大腿部 (℃)	下腿部 (℃)	足部 (℃)	手指 (℃)
膝蓋健康法	前	最大	35.1	34.7	34.9	34.5	34.6	34.8
		最小	33.8	32.9	33.5	32.3	31.5	32.4
		平均值	34.7	33.7	34.2	33.8	33.0	33.2
	後	最大	35.8	35.1	35.9	34.8	35.9	34.9
		最小	34.6	33.6	34.7	33.7	34.5	33.2
		平均值	35.2	34.3	35.3	34.8	34.8	34.1
前後的差			0.5	0.6	1.1	1.0	1.8	0.9

來掌握「想睡」的過程。

施行「膝蓋健康法」的一週以前做一次，實施日當天做一次，共計做了二次腦波測定。一組是接受「膝蓋健康法」，另一組則未接受「膝蓋健康法」，讓這二組人安靜地仰躺在床上休息。進行一個小時的腦波測定。在這期間，每二十分鐘進行一次，「呼叫刺激」來觀察二組的睡眠傾向。

這二組的人躺在床上以後，大約五分鐘以後，就由覺醒期的波形進入抑制期的波形。躺下的二十分鐘以後，進行第一次的「呼叫刺激」，兩者都產生反應（一〇〇%）。隨後又進入昏昏沉沉的狀態，進入了漣波期，二者都呈現睡著了的波形（一〇〇%）。

二十分鐘以後，接受「膝蓋健康法」的這一組有十人（八五%），對於「呼叫刺激」產生反應，其餘二人（十三%）則沒有反應。

與此相對的，接受「膝蓋健康法」的一組，對於「呼叫刺激」

產生反應的有三人（二五％），剩下的九人（七五％）對於「呼叫刺激」沒有反應。

前述的受測者在實行「膝蓋健康法」之後，都覺得舒服而產生睡意。於是，我們對於沒有接受「膝蓋健康法」與接受「膝蓋健康法」的人之睡眠經過進行腦波測定。發現接受者中有九人（七五％）產生睡眠效果，而未接受者中只有二人（十二％），產生極大的差距。

對於受測者主觀地感覺「想要睡覺」「可以熟睡」，我們也做了客觀的實證。

◆「膝蓋健康法」具有安定身心的效果

關於「膝蓋健康法」的效果，我們進行心臟壓出量或末梢血管的總循環動態測定、體表溫度測定以及腦波測定這三種方法來加以檢證。發現實行「膝蓋健康法」之後，身體方面覺得「腳部變輕」「腳部溫暖」，而心理方面，則覺得「心平氣和」「消除疲勞」，亦即能夠紓解身心的壓力，消除疲勞。

熟練「膝蓋健康法」以後，可以消除精神壓力和疲勞，而且還能維持、促進健康，這是我衷心的期望。

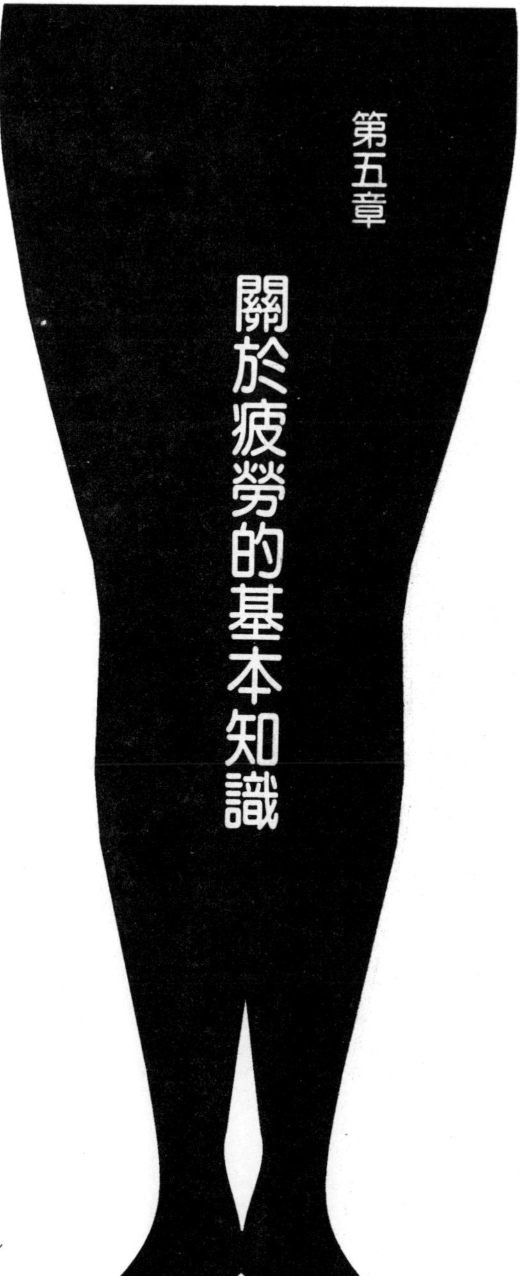

第五章 關於疲勞的基本知識

我們常會聽到在我們身邊的人說：「今天我累得全身無力。」或是：「我累得不想說話。」我們知道疲勞就等於疲倦，但是想要以形或量來表示疲勞度是很困難的。

本章中，以問答的方式來談一談有關於疲勞的一般知識，和有關測定疲勞的醫學定義。

Q 實際感到疲勞是從幾歲開始？

A

新生兒、嬰幼兒、幼兒期的早期，都是處於生物體本能欲求時期，也就是在生存上必要最低限度的慾求，有睡眠、食慾、排泄等，幾乎很少聽說新生兒有疲倦的問題。

一直到學齡期低學齡的小孩，會聽他們叫道，「肚子餓」「想睡」「疼痛」，但很少聽到他們喊疲倦。

根據過去的文獻，小學一～六年級的學生步行三十二公里以後，他們會有「身體某處非常痛」「我覺得全身無力」「沒有精神」「不想上課」「只要一坐下來，就不想站起來」等疲勞的自覺症狀。除了特別情形以外，小孩很少會抱怨「疲倦」。

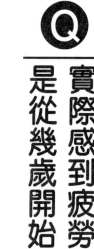

嬰兒的腦細胞數和大人相同，只是腦部尚未運作，並沒有說話與知性的運動。隨著成長，腦細胞會產生很多的樹狀突起，其周邊會有無數的細胞。

這時候，神經纖維出現髓鞘，腦細胞便開始運作。

說話，能夠與人交談，開始過著社會生活，這就是高度的腦細胞的運作，而產生的人類特權。

會使用「疲勞」「疲倦」等字眼，是成長以後成人的專利，隨著人類成長方面的發達，尤其是大腦皮質複雜的進步過程，由於各種因素糾結在一起，而造成身體的疲勞與精神上的疲倦。

尤其是現代的文明社會，因為精神壓力與肉體疲勞的相乘效果所造成的複雜形態，要消除更是困難。

Q 什麼原因導致疲勞的產生

A

身體會感到疲勞，大致可分以下四種原因。

①能量消耗說

人類是以二十四小時為一周期，以這種方式來生活，在此所消耗的能源有其界限。超出界限時，身體會覺不適。肌肉活動的能源有醣類、脂肪、蛋白質。這些物質是按照何種順序而形成能源。醣類是以貯存於肌肉或肝臟中的肝糖形態存在，在血液中是以葡萄糖（血糖）的形態存在。肌肉無法活動時，肝糖會被消耗，血糖值降低，會產生空腹感與疲勞感（當血糖值成為七十mg／dl，開始覺得意識朦朧）。

根據過去的文獻報告，當奧林匹克的馬拉松選手抵達終點後，測定其血糖值。結果發現有元氣的馬拉松選手，其血糖值近乎正常值。反之，臉色蒼白，非常疲倦的選手，血糖值降至五十mg／dl。

開始感覺到空腹感和疲勞感時，血液中的游離脂肪酸增加，脂肪開始被用來轉換為能源。如果持續進行肌肉活動，呈現飢餓狀態時，蛋白質會被當成能源來使用，更是加強了疲勞現象。

②中毒說

體內的活動劇烈進行，能源消耗過度，以致完全無法進行新陳代謝，體內出現中間代謝產物，這種產物障礙導致疲勞。

③中樞說

這學說認為進行身體器官或組織機能的神經中樞失調，導致身體疲勞。所謂疲勞是使用身體的局部時，支配這部分神經系細胞、組織的生理和生化學上呈現失調狀態，造成二次的中樞系統細胞、組織的變調。

這變調會影響到精神和心理，而產生疲勞感的自覺症狀。

④能力低下說、vitality低下說

這學說認為體內的變調會使能力低下，機能的低下會使體力降低。

其他關於疲勞的分類，也會將其分為精神疲勞與身體疲勞、中樞性疲勞與末梢性疲勞、急性疲勞與慢性疲勞、局部疲勞與全身疲勞對照性的分法。

Q 疲勞的原因是什麼？

A

人類的呼吸是很自然地由肺吸入空氣中的氧，氧氣經由血管、血液送達各臟器，中途把不必要的二氧化碳排出體外。這種物質代謝的現象，稱之為新陳代謝。疲勞時，便無法順利進行代謝。總之，攝取到的物質在體內消化、吸收、分解的過程中，產生了老廢物，被排出體外。一旦疲勞蓄積時，新陳代謝會降低，老廢物被排出體外的運作會減慢，甚至於停止。

這老廢物中，最不好的就是「乳酸」。乳酸是由肝糖分解為解糖時，所生成的中間產物，會蓄積在肌肉內，造成疲勞的原因。

Q 乳酸是何種物質？

A

乳酸是由肝糖分解為解糖（在動物組織內的無氧狀態中，進行無呼吸—在動物細胞內所產生的乳酸發酵的一種）所生成的肌肉中蓄積疲勞，肌肉收縮障礙的疲勞物質。

肌肉在不需氧狀態（不使用氧進行分解物質的機能）下會收縮乳酸，而產生丙酮酸。在需氧狀態（使用氧進行分解物質的機能），乳酸和丙酮酸就會消失，而生成肝糖。

此外，不需氧狀態和需氧狀態在體內能源效率上，不需氧狀態是四十七ＫCal和五十六ＫCal，需氧狀態就非常高，為六八八ＫCal。由此可以證明，乳酸使能源效率惡化，是導致疲勞感的物質。

Q 一旦蓄積疲勞的原因，「乳酸」時，會如何呢？

A

如果我們的身心疲勞，有強大的精神壓力，覺得無法思考，陷入一種恐慌狀態中，可以肯定體內的乳酸量增加了。乳酸量增加，會促進氨基酸、脂肪酸、磷酸的生成，新陳代謝會停滯。因此血液循環會低落，身體組織的氧氣供給會減少，當然送到腦細胞的氧氣就不足，由於大腦的氧氣不足，就無法活化腦神經細胞，而使腦荷爾蒙分泌降低。

因此，乳酸這種疲勞物質蓄積在體內時，能源的效率就會不好，疲勞感與疲勞的強度就會增加。

Q 乳酸是疾病之本是真的嗎？

A

過度疲勞時，就會覺得頭重，頭部轉動困難，缺乏思考能力，腦內、體內無法進行快適的活動。

如果以河川來比喻，疲勞會引起新陳代謝的低落狀態，就有如「髒河川」一般。髒水溝的流動一定是不好的，水溝中附著各種物質，甚至會產生腐敗的臭味。本來在河川中生長的生物無法繼續生存，而使河川污染的程度惡化。

人類也是一樣，新陳代謝無法活化時，老廢物（乳酸）會積存在體內，成為引發各種疾病的誘因。總之，要盡早排除積存在體內的疲勞原因老廢物，這是預防身體生病的基本。

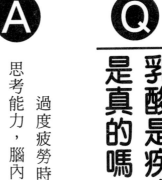

不過，要提高新陳代謝，就必須要促進血液循環，去除老廢物是非常重要的。瞭解以後，就會注意到身體上的症狀。身心是一體的，雖然身體方面一直控制在最好的狀態下。

但是在精神方面受到壓力或震驚，會引起身心方面的不平衡，導致生理活動降低。機能的低落就是老廢物蓄積的結果，所以必須要注意。

Q 疲勞和疾病有何不同？

A

疲勞是因活動而產生的生理上的變化，可以恢復的身體機能處於低落的狀態。可以藉由活動和治療使生理變化恢復原來的狀態，不過我們的身體具有自然治癒力，先由活化自然治癒力開始。

但是無法消除的疲勞或蓄積，會直接或間接地引發許多疾病，成為疾病的誘因。總之，疾病是因為身體各器官或組織的機能低落，在無法恢復的狀況下，產生器質上變化的狀態。

疲勞可以利用本身的智慧和能力來消除。不過，一旦生病了，利用本身的智慧和原本具有的自然治癒力也難以復原。一旦生病，要使臟器、組織恢復，就必須要求助於能進行治療的醫生。

生病時，不但身體機能產生變化，精神機能也會低落。因此要激發體內的氣力，就必須要有很大的能源，一旦生病，身心統一而成為健康體，就要花上較多時間了。

Q 為何必須恢復疲勞？

A

如果我們體內蓄積了無法恢復的疲勞，會直接、間接成為許多疾病的誘因。本來我們的身體具有自然治癒力，然而疲勞或疾病會使這種能力減半，或成為零。反之，當我們覺得沒有壓力，不會感到疲勞或有精神壓力，身體呈現一種充滿活力的狀態時，病原菌是無法接近或侵入的。

如果周圍有身體較弱的人，即身體呈疲勞狀態的人，病原菌就會侵入，這正是他們適當共存的場所。

我們為了維持每天的生命活動，必須攝取有益於身體的東西（食物、水、氧氣），再把最後的產物排泄出去。這些攝取和排泄都必須由血液來進行。

攝取是靠自己的意志來進行（voluntary），不過排泄卻無法靠自己的意志來進行（involuntary）。有精神壓力或太多的煩惱，疲勞無法消除，血液循環不良，這時由血液進行的攝取和排泄機能就停滯，會造成疲勞蓄積的狀態。

此外，精神壓力、煩惱、疲勞也會帶來人際關係的問題，更是健康的大敵。為了維持健康，「消除疲勞」比任事情都來得重要。

Q 請教導簡單的恢復疲勞方法

A

促進血液循環的方法很多，例如：運動（散步、慢跑、體操）、有氧舞蹈、沐浴、三溫暖、溫泉等不勝枚舉。不過，請你想一想，因為各種原因而造成疲勞的身體，是否還有餘力進行散步、慢跑、體操等的運動呢？

我們都知道，必須要促進血液循環使「乳酸」排出體外，然而為此而運動身體，會導致乳酸蓄積，有很多人因此而放棄。即使有運動的時間，也會認為：「寧可躺下來休息比較舒服些！」為了這些人著想起見，我建議他們採用「膝蓋健康法」。尤其在沐浴時可以併用，這對於「乳酸」的排除具有卓效。

結語

「一旦生病就太遲了！」

我好幾次這麼告訴自己。經歷了父親、姐姐、前輩與親友的死，和世上心愛的人永別，真是最悲哀的事，但是我並未受到疾病的突襲，因為我瞭解疾病一定會有其徵兆。

早期發現、早期治療真的很重要，盡早發現「疾病」就可以死裡逃生……。每思及至，我對於英年早逝的人不禁感到惋惜不已。

不過，壽命自有其界限。

健康而充滿元氣地度日是很重要的，想到死去的親友們，更是要堅強地活下去。

血液循環法「膝蓋健康法」是站在預防醫學的立場，用來消除一天的壓力與疲勞的健康法。

接受「膝蓋健康法」的人與施行者都達到消除疲勞的效果。這也可以視為是在家庭中與工作場的溝通手段，你不妨試試看。希望各位能夠逐漸恢復健康。

「膝蓋健康法」是任何人都能夠做的，非常簡單的健康促進法。我希望各位不要利用這方法來當作「職業」，藉以增加收入。

「膝蓋健康法」並非以治療為目的。目前正在生病的家人和朋友，都不適合進行「膝蓋健康法」。

尤其是患有血液疾病、循環器官疾病，接受癌治療的人，都不要為他們實施「膝蓋健康法」。「膝蓋健康法」是藉著刺激膕動脈的一部分血管，而促進血液循環，使老廢物排出體外。但是促進血液循環或淋巴液循環，有時候導致疾病惡化。

本研究得到北里大學醫院護士們和北里大學生活科學俱樂部所有人的協助，在此深表謝意。

同時，也要感謝不吝指導的北里大學醫院的醫生們。

此外，我也要感謝最支持「膝蓋健康法」的人，以及在使用新器材時，經常當作模特兒，給予我幫助的長男——敦。

最後，我要衷心感謝在出版本書時，不斷鼓勵我的扶桑社的奧村編輯部長、星野編輯長，以及擔任編輯的小梶先生。

作者　入間川　靜子

作者簡介

入間川　靜子

出生於北海道。畢業於創價大學法學部，取得北里大學衛生學部大學院研究科保健學博士。

北里大學護士學部助教，保健學博士。

這幾年來，致力於「Wariness」的研究。

大展出版社有限公司	圖書目錄
地址：台北市北投區11204 致遠一路二段12巷1號 郵撥： 0166955～1	電話：(02) 8236031 8236033 傳眞：(02) 8272069

• 法律專欄連載 • 電腦編號 58

台大法學院 法律學系／策劃
法律服務社／編著

①別讓您的權利睡著了1	200元
②別讓您的權利睡著了2	200元

• 秘傳占卜系列 • 電腦編號 14

①手相術	淺野八郎著	150元
②人相術	淺野八郎著	150元
③西洋占星術	淺野八郎著	150元
④中國神奇占卜	淺野八郎著	150元
⑤夢判斷	淺野八郎著	150元
⑥前世、來世占卜	淺野八郎著	150元
⑦法國式血型學	淺野八郎著	150元
⑧靈感、符咒學	淺野八郎著	150元
⑨紙牌占卜學	淺野八郎著	150元
⑩ＥＳＰ超能力占卜	淺野八郎著	150元
⑪猶太數的秘術	淺野八郎著	150元
⑫新心理測驗	淺野八郎著	160元
⑬塔羅牌預言秘法	淺野八郎著	200元

• 趣味心理講座 • 電腦編號 15

①性格測驗１	探索男與女	淺野八郎著	140元
②性格測驗２	透視人心奧秘	淺野八郎著	140元
③性格測驗３	發現陌生的自己	淺野八郎著	140元
④性格測驗４	發現你的真面目	淺野八郎著	140元
⑤性格測驗５	讓你們吃驚	淺野八郎著	140元
⑥性格測驗６	洞穿心理盲點	淺野八郎著	140元
⑦性格測驗７	探索對方心理	淺野八郎著	140元
⑧性格測驗８	由吃認識自己	淺野八郎著	140元

⑨性格測驗9	戀愛知多少	淺野八郎著	160元
⑩性格測驗10	由裝扮瞭解人心	淺野八郎著	160元
⑪性格測驗11	敲開內心玄機	淺野八郎著	140元
⑫性格測驗12	透視你的未來	淺野八郎著	140元
⑬血型與你的一生		淺野八郎著	160元
⑭趣味推理遊戲		淺野八郎著	160元
⑮行爲語言解析		淺野八郎著	160元

・婦 幼 天 地・電腦編號 16

①八萬人減肥成果	黃靜香譯	180元
②三分鐘減肥體操	楊鴻儒譯	150元
③窈窕淑女美髮秘訣	柯素娥譯	130元
④使妳更迷人	成　玉譯	130元
⑤女性的更年期	官舒妍編譯	160元
⑥胎內育兒法	李玉瓊編譯	150元
⑦早產兒袋鼠式護理	唐岱蘭譯	200元
⑧初次懷孕與生產	婦幼天地編譯組	180元
⑨初次育兒12個月	婦幼天地編譯組	180元
⑩斷乳食與幼兒食	婦幼天地編譯組	180元
⑪培養幼兒能力與性向	婦幼天地編譯組	180元
⑫培養幼兒創造力的玩具與遊戲	婦幼天地編譯組	180元
⑬幼兒的症狀與疾病	婦幼天地編譯組	180元
⑭腿部苗條健美法	婦幼天地編譯組	180元
⑮女性腰痛別忽視	婦幼天地編譯組	150元
⑯舒展身心體操術	李玉瓊編譯	130元
⑰三分鐘臉部體操	趙薇妮著	160元
⑱生動的笑容表情術	趙薇妮著	160元
⑲心曠神怡減肥法	川津祐介著	130元
⑳內衣使妳更美麗	陳玄茹譯	130元
㉑瑜伽美姿美容	黃靜香編著	150元
㉒高雅女性裝扮學	陳珮玲譯	180元
㉓蠶糞肌膚美顏法	坂梨秀子著	160元
㉔認識妳的身體	李玉瓊譯	160元
㉕產後恢復苗條體態	居理安・芙萊喬著	200元
㉖正確護髮美容法	山崎伊久江著	180元
㉗安琪拉美姿養生學	安琪拉蘭斯博瑞著	180元
㉘女體性醫學剖析	增田豐著	220元
㉙懷孕與生產剖析	岡部綾子著	180元
㉚斷奶後的健康育兒	東城百合子著	220元
㉛引出孩子幹勁的責罵藝術	多湖輝著	170元

㉜培養孩子獨立的藝術	多湖輝著	170元
㉝子宮肌瘤與卵巢囊腫	陳秀琳編著	180元
㉞下半身減肥法	納他夏・史達賓著	180元
㉟女性自然美容法	吳雅菁編著	180元
㊱再也不發胖	池園悅太郎著	170元
㊲生男生女控制術	中垣勝裕著	220元
㊳使妳的肌膚更亮麗	楊　皓編著	170元
㊴臉部輪廓變美	芝崎義夫著	180元
㊵斑點、皺紋自己治療	高須克彌著	180元
㊶面皰自己治療	伊藤雄康著	180元
㊷隨心所欲瘦身冥想法	原久子著	180元
㊸胎兒革命	鈴木丈織著	180元
㊹NS磁氣平衡法塑造窈窕奇蹟	古屋和江著	180元

・青 春 天 地・電腦編號 17

①A血型與星座	柯素娥編譯	160元
②B血型與星座	柯素娥編譯	160元
③O血型與星座	柯素娥編譯	160元
④AB血型與星座	柯素娥編譯	120元
⑤青春期性教室	呂貴嵐編譯	130元
⑥事半功倍讀書法	王毅希編譯	150元
⑦難解數學破題	宋釗宜編譯	130元
⑧速算解題技巧	宋釗宜編譯	130元
⑨小論文寫作秘訣	林顯茂編譯	120元
⑪中學生野外遊戲	熊谷康編著	120元
⑫恐怖極短篇	柯素娥編譯	130元
⑬恐怖夜話	小毛驢編譯	130元
⑭恐怖幽默短篇	小毛驢編譯	120元
⑮黑色幽默短篇	小毛驢編譯	120元
⑯靈異怪談	小毛驢編譯	130元
⑰錯覺遊戲	小毛驢編譯	130元
⑱整人遊戲	小毛驢編著	150元
⑲有趣的超常識	柯素娥編譯	130元
⑳哦！原來如此	林慶旺編譯	130元
㉑趣味競賽100種	劉名揚編譯	120元
㉒數學謎題入門	宋釗宜編譯	150元
㉓數學謎題解析	宋釗宜編譯	150元
㉔透視男女心理	林慶旺編譯	120元
㉕少女情懷的自白	李桂蘭編譯	120元
㉖由兄弟姊妹看命運	李玉瓊編譯	130元

㉗趣味的科學魔術	林慶旺編譯	150元
㉘趣味的心理實驗室	李燕玲編譯	150元
㉙愛與性心理測驗	小毛驢編譯	130元
㉚刑案推理解謎	小毛驢編譯	130元
㉛偵探常識推理	小毛驢編譯	130元
㉜偵探常識解謎	小毛驢編譯	130元
㉝偵探推理遊戲	小毛驢編譯	130元
㉞趣味的超魔術	廖玉山編著	150元
㉟趣味的珍奇發明	柯素娥編著	150元
㊱登山用具與技巧	陳瑞菊編著	150元

・健康天地・電腦編號18

①壓力的預防與治療	柯素娥編譯	130元
②超科學氣的魔力	柯素娥編譯	130元
③尿療法治病的神奇	中尾良一著	130元
④鐵證如山的尿療法奇蹟	廖玉山譯	120元
⑤一日斷食健康法	葉慈容編譯	150元
⑥胃部強健法	陳炳崑譯	120元
⑦癌症早期檢查法	廖松濤譯	160元
⑧老人痴呆症防止法	柯素娥編譯	130元
⑨松葉汁健康飲料	陳麗芬編譯	130元
⑩揉肚臍健康法	永井秋夫著	150元
⑪過勞死、猝死的預防	卓秀貞編譯	130元
⑫高血壓治療與飲食	藤山順豐著	150元
⑬老人看護指南	柯素娥編譯	150元
⑭美容外科淺談	楊啟宏著	150元
⑮美容外科新境界	楊啟宏著	150元
⑯鹽是天然的醫生	西英司郎著	140元
⑰年輕十歲不是夢	梁瑞麟譯	200元
⑱茶料理治百病	桑野和民著	180元
⑲綠茶治病寶典	桑野和民著	150元
⑳杜仲茶養顏減肥法	西田博著	150元
㉑蜂膠驚人療效	瀨長良三郎著	180元
㉒蜂膠治百病	瀨長良三郎著	180元
㉓醫藥與生活	鄭炳全著	180元
㉔鈣長生寶典	落合敏著	180元
㉕大蒜長生寶典	木下繁太郎著	160元
㉖居家自我健康檢查	石川恭三著	160元
㉗永恒的健康人生	李秀鈴譯	200元
㉘大豆卵磷脂長生寶典	劉雪卿譯	150元

㉙芳香療法	梁艾琳譯	160元
㉚醋長生寶典	柯素娥譯	180元
㉛從星座透視健康	席拉・吉蒂斯著	180元
㉜愉悅自在保健學	野本二士夫著	160元
㉝裸睡健康法	丸山淳士等著	160元
㉞糖尿病預防與治療	藤田順豐著	180元
㉟維他命長生寶典	菅原明子著	180元
㊱維他命C新效果	鐘文訓編	150元
㊲手、腳病理按摩	堤芳朗著	160元
㊳AIDS瞭解與預防	彼得塔歇爾著	180元
㊴甲殼質殼聚糖健康法	沈永嘉譯	160元
㊵神經痛預防與治療	木下眞男著	160元
㊶室內身體鍛鍊法	陳炳崑編著	160元
㊷吃出健康藥膳	劉大器編著	180元
㊸自我指壓術	蘇燕謀編著	160元
㊹紅蘿蔔汁斷食療法	李玉瓊編著	150元
㊺洗心術健康秘法	竺翠萍編譯	170元
㊻枇杷葉健康療法	柯素娥編譯	180元
㊼抗衰血癒	楊啟宏著	180元
㊽與癌搏鬥記	逸見政孝著	180元
㊾冬蟲夏草長生寶典	高橋義博著	170元
㊿痔瘡・大腸疾病先端療法	宮島伸宜著	180元
51膠布治癒頑固慢性病	加瀨建造著	180元
52芝麻神奇健康法	小林貞作著	170元
53香煙能防止癡呆？	高田明和著	180元
54穀菜食治癌療法	佐藤成志著	180元
55貼藥健康法	松原英多著	180元
56克服癌症調和道呼吸法	帶津良一著	180元
57Ｂ型肝炎預防與治療	野村喜重郎著	180元
58青春永駐養生導引術	早島正雄著	180元
59改變呼吸法創造健康	原久子著	180元
60荷爾蒙平衡養生秘訣	出村博著	180元
61水美肌健康法	井戶勝富著	170元
62認識食物掌握健康	廖梅珠編著	170元
63痛風劇痛消除法	鈴木吉彥著	180元
64酸莖菌驚人療效	上田明彥著	180元
65大豆卵磷脂治現代病	神津健一著	200元
66時辰療法——危險時刻凌晨４時	呂建強等著	180元
67自然治癒力提升法	帶津良一著	180元
68巧妙的氣保健法	藤平墨子著	180元
69治癒Ｃ型肝炎	熊田博光著	180元

⑳肝臟病預防與治療	劉名揚編著	180元
⑪腰痛平衡療法	荒井政信著	180元
⑫根治多汗症、狐臭	稻葉益巳著	220元
⑬40歲以後的骨質疏鬆症	沈永嘉譯	180元
⑭認識中藥	松下一成著	180元
⑮認識氣的科學	佐佐木茂美著	180元
⑯我戰勝了癌症	安田伸著	180元
⑰斑點是身心的危險信號	中野進著	180元
⑱艾波拉病毒大震撼	玉川重德著	180元
⑲重新還我黑髮	桑名隆一郎著	180元
⑳身體節律與健康	林博史著	180元
㉑生薑治萬病	石原結實著	180元

•實用女性學講座• 電腦編號 19

①解讀女性內心世界	島田一男著	150元
②塑造成熟的女性	島田一男著	150元
③女性整體裝扮學	黃靜香編著	180元
④女性應對禮儀	黃靜香編著	180元
⑤女性婚前必修	小野十傳著	200元
⑥徹底瞭解女人	田口二州著	180元
⑦拆穿女性謊言88招	島田一男著	200元
⑧解讀女人心	島田一男著	200元

•校 園 系 列• 電腦編號 20

①讀書集中術	多湖輝著	150元
②應考的訣竅	多湖輝著	150元
③輕鬆讀書贏得聯考	多湖輝著	150元
④讀書記憶秘訣	多湖輝著	150元
⑤視力恢復！超速讀術	江錦雲譯	180元
⑥讀書36計	黃柏松編著	180元
⑦驚人的速讀術	鐘文訓編著	170元
⑧學生課業輔導良方	多湖輝著	180元
⑨超速讀超記憶法	廖松濤編著	180元
⑩速算解題技巧	宋釗宜編著	200元
⑪看圖學英文	陳炳崑編著	200元

•實用心理學講座• 電腦編號 21

①拆穿欺騙伎倆	多湖輝著	140元

②創造好構想	多湖輝著	140元
③面對面心理術	多湖輝著	160元
④僞裝心理術	多湖輝著	140元
⑤透視人性弱點	多湖輝著	140元
⑥自我表現術	多湖輝著	180元
⑦不可思議的人性心理	多湖輝著	150元
⑧催眠術入門	多湖輝著	150元
⑨責罵部屬的藝術	多湖輝著	150元
⑩精神力	多湖輝著	150元
⑪厚黑說服術	多湖輝著	150元
⑫集中力	多湖輝著	150元
⑬構想力	多湖輝著	150元
⑭深層心理術	多湖輝著	160元
⑮深層語言術	多湖輝著	160元
⑯深層說服術	多湖輝著	180元
⑰掌握潛在心理	多湖輝著	160元
⑱洞悉心理陷阱	多湖輝著	180元
⑲解讀金錢心理	多湖輝著	180元
⑳拆穿語言圈套	多湖輝著	180元
㉑語言的內心玄機	多湖輝著	180元

•超現實心理講座• 電腦編號 22

①超意識覺醒法	詹蔚芬編譯	130元
②護摩秘法與人生	劉名揚編譯	130元
③秘法！超級仙術入門	陸　明譯	150元
④給地球人的訊息	柯素娥編著	150元
⑤密教的神通力	劉名揚編著	130元
⑥神秘奇妙的世界	平川陽一著	180元
⑦地球文明的超革命	吳秋嬌譯	200元
⑧力量石的秘密	吳秋嬌譯	180元
⑨超能力的靈異世界	馬小莉譯	200元
⑩逃離地球毀滅的命運	吳秋嬌譯	200元
⑪宇宙與地球終結之謎	南山宏著	200元
⑫驚世奇功揭秘	傅起鳳著	200元
⑬啟發身心潛力心象訓練法	栗田昌裕著	180元
⑭仙道術遁甲法	高藤聰一郎著	220元
⑮神通力的秘密	中岡俊哉著	180元
⑯仙人成仙術	高藤聰一郎著	200元
⑰仙道符咒氣功法	高藤聰一郎著	220元
⑱仙道風水術尋龍法	高藤聰一郎著	200元

國家圖書館出版品預行編目資料

膝蓋健康法／入間川靜子著，張果馨譯
—初版—臺北市，大展，民 86
面；　公分—(家庭醫學保健; 18)
譯自：ひざ裏健康法
ISBN 957-557-750-7 (平裝)
1.健康法　2.膝

411.1　　86009874

HIZA-URA KENKO-HO by Seiko Irumagawa
Illustrations by Mayu Mizuno
Copyright © 1996 by Seiko Irumagawa
All rights reserved
First published in Japan in 1996 by Fuso Publishing Inc.
Chinese translation rights arranged with Fuso Publishing Inc.
Through Japan Foreign-Rights Centre/Keio Cultural Enterprise Co., Ltd.

版權仲介：京王文化事業有限公司

【版權所有・翻印必究】

膝蓋健康法　　ISBN 957-557-750-7

原 著 者／入間川靜子
編 譯 者／張 果 馨
發 行 人／蔡 森 明
出 版 者／大展出版社有限公司
社　　址／台北市北投區（石牌）致遠一路二段12巷1號
電　　話／(02) 8236031・8236033
傳　　眞／(02) 8272069
郵政劃撥／0166955－1
登 記 證／局版臺業字第2171號
承 印 者／國順圖書印刷公司
裝　　訂／嶸興裝訂有限公司
排 版 者／千兵企業有限公司
電　　話／(02) 8812643
初　　版／1997年（民86年）10月

定　　價／180元

●本書若有破損缺頁敬請寄回本社更換●

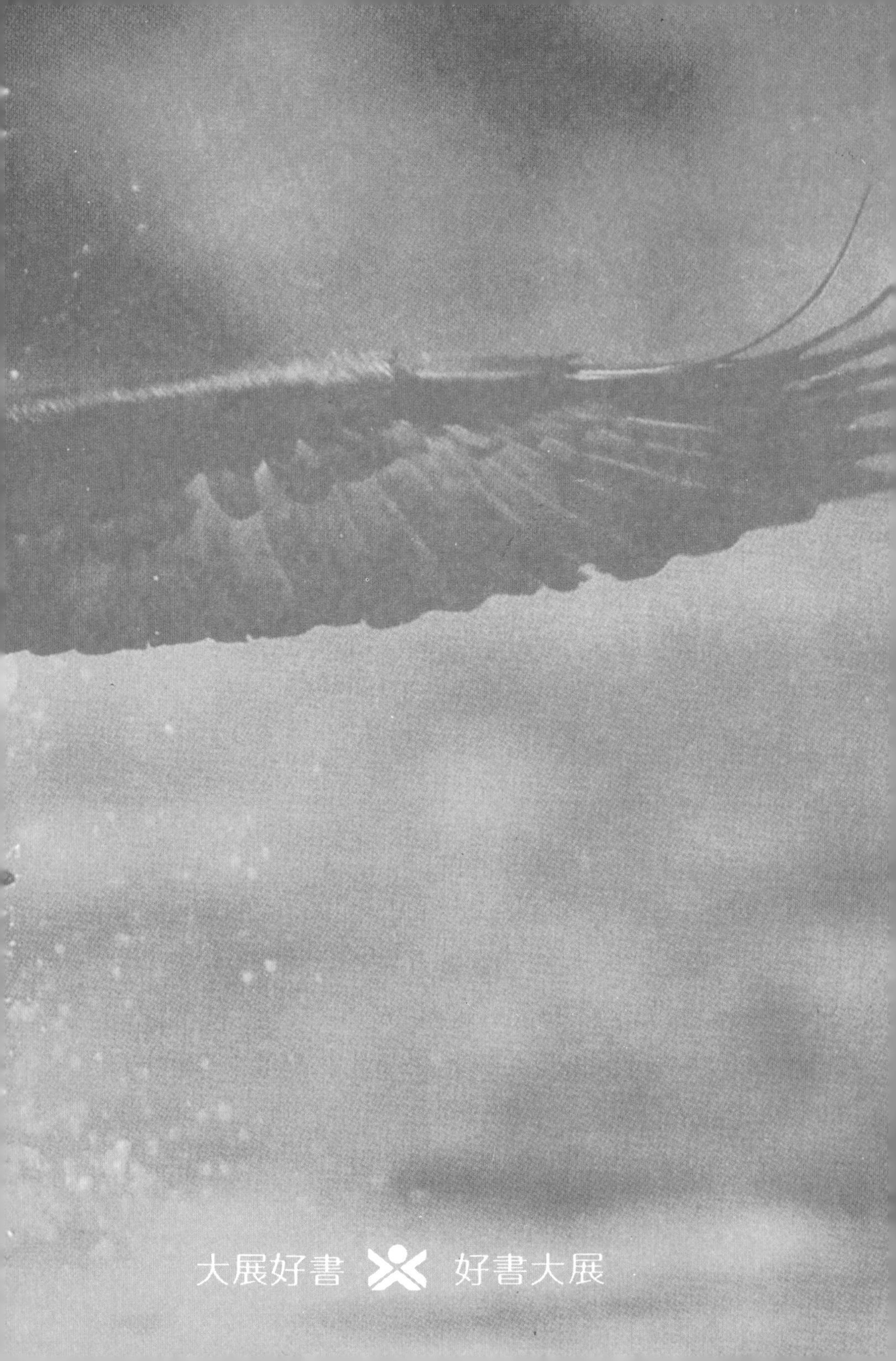
大展好書　好書大展

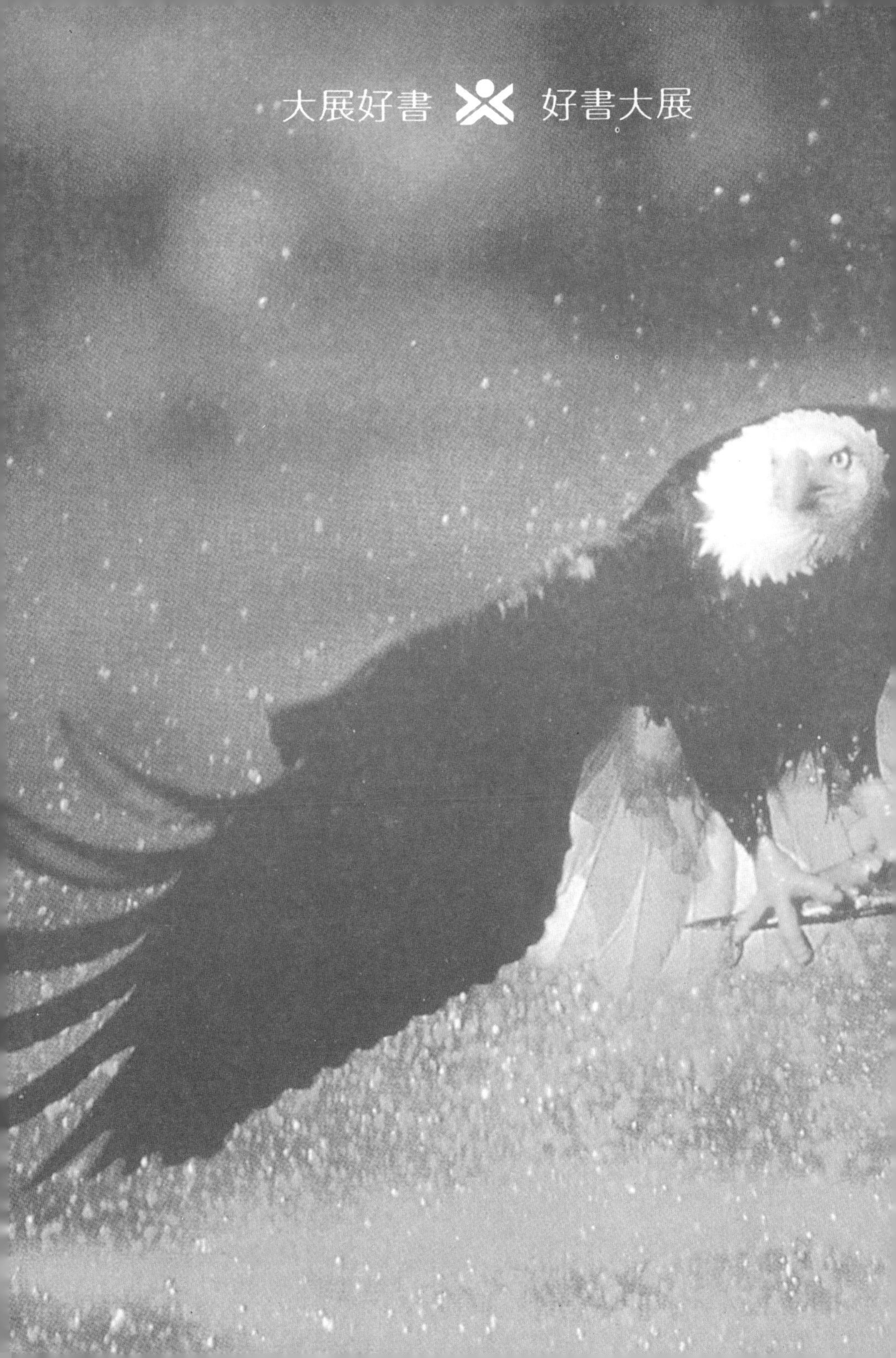
大展好書 好書大展